女人30+

祛湿胖、补脾胃、更年轻

杨力———

中国中医科学院教授、博士生导师

中央电视台《百家讲坛》特邀专家

主编

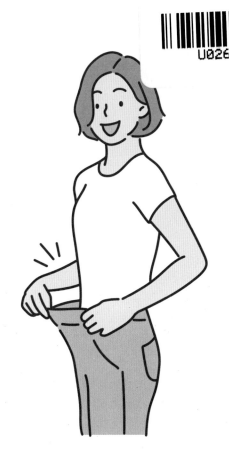

江苏凤凰科学技术出版社·南京

图书在版编目（CIP）数据

女人 30+ 祛湿胖、补脾胃、更年轻 / 杨力主编 . —
南京 : 江苏凤凰科学技术出版社，2022.7
ISBN 978-7-5713-2847-4

Ⅰ. ①女⋯　Ⅱ. ①杨⋯　Ⅲ. ①女性 – 祛湿（中医）
Ⅳ. ① R256

中国版本图书馆 CIP 数据核字（2022）第 050151 号

女人 30+ 祛湿胖、补脾胃、更年轻

主　　　编	杨　力
责 任 编 辑	李莹肖　钱新艳
助 理 编 辑	潘文雪
责 任 校 对	仲　敏
责 任 监 制	刘文洋

出 版 发 行	江苏凤凰科学技术出版社
出版社地址	南京市湖南路 1 号 A 楼，邮编：210009
出版社网址	http://www.pspress.cn
印　　　刷	南京海兴印务有限公司

开　　　本	718 mm×1 000 mm　1/16
印　　　张	12
字　　　数	180 000
版　　　次	2022 年 7 月第 1 版
印　　　次	2022 年 7 月第 1 次印刷

标 准 书 号	ISBN 978-7-5713-2847-4
定　　　价	45.00 元

图书如有印装质量问题，可随时向我社印务部调换。

序言

女人三十，怎样防提早老化

中医经典巨著《黄帝内经》认为"五七"（35岁）是女性的生理拐点，自此开始阳明脉衰、面始焦，而易变黄起皱，这提示我们，女性要提早养生，至少从30岁就要开始了。

首先，要注意黄脸婆、熊猫眼、肚渐肥、乳渐平等衰老征兆的提早出现。引起原因多为脾虚湿重、血虚肝郁及肾虚寒滞等，但重点是脾虚湿重。

本书重点从"湿重和脾虚是女人的百病之源"着手，以及从人的脏腑经络、气血阴阳等各方面，结合女性各个时期，通过药食、经络、身心、运动、营养等各个方面，以健脾除湿为主，从而达到容颜美丽、体态轻盈、精神充沛的健康目的。

因此，这是一本难得的好书，特向广大女同胞们推荐。

最后，祝天下女同胞们健康美丽100岁！

2022年3月8日于北京

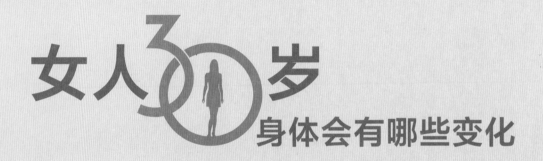

女人30岁

身体会有哪些变化

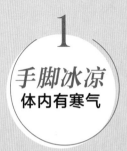

1

手脚冰凉

体内有寒气

气虚、血虚，会造成血液运行不畅，从而导致女性一年四季都出现手脚冰凉的现象。要想让手脚变暖，关键是温阳祛寒。

特效祛寒方：当归生姜羊肉汤

做法：将羊肉洗净、切大片，与当归和生姜同炖，加少许黄酒和盐炖熟即可。

2

脱发

体内气血亏虚

发为血之余，头发的生长离不开气血的滋养。体内气血亏虚，全身毛发得不到润养，自然会引起白发或脱发。

特效食疗方：枸杞黑芝麻粥

做法：黑芝麻 30 克，大米 100 克，一起放入锅中熬煮，粥煮得黏稠后，放入适量冰糖和枸杞再煮 15 分钟。食用时，浇 1 勺糖桂花即可。

3

面部皱纹

脾胃气血不足

脾胃生化的气血不足或体内耗损过多，会导致气血亏虚，皮肤缺乏气血的濡润，面部皱纹就会开始滋生。

特效食疗方：红枣枸杞茶

做法：红枣 6 颗，枸杞 5 克，一起放入锅中熬煮成茶饮用。

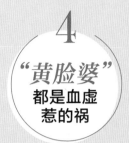

4 "黄脸婆"都是血虚惹的祸

女性 25 岁左右就会开始衰老，面部会逐渐变得萎黄。不想做"黄脸婆"，补血健脾是第一要务。

特效中成药： 人参归脾丸

功效： 健脾益气，补血。

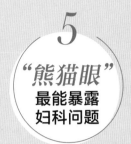

5 "熊猫眼"最能暴露妇科问题

有黑眼圈的女性，往往和脾虚、肾虚、血瘀纠缠在一起。

特效按摩方： 按揉脾俞穴

方法： 用拇指指腹按揉脾俞穴 3~5 分钟，以有酸胀感为度。

6 乳房扁平 补脾很重要

乳房是女性最早开始衰老的器官，乳房扁平多是脾虚所致，想要乳房坚挺，应该多吃健脾的食物。

特效丰胸食物： 山药、红枣、牛肉

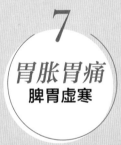

7 胃胀胃痛 脾胃虚寒

女性 30 岁以后很容易脾虚，一旦外界寒气乘虚而入，易导致胃胀、胃痛。调理当以温暖脾胃、散寒为主。

特效按摩方： 按揉天枢穴

方法： 用拇指指腹按揉天枢穴 3~5 分钟，以有酸胀感为度。

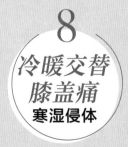

8 冷暖交替膝盖痛 寒湿侵体

如果女性体内有寒，则更容易受到外在寒湿邪气的侵袭，从而造成膝盖疼痛。

特效小动作： 膝盖痛的时候可将双掌搓热，按揉膝盖 20 分钟。

目录

1

防病先除湿

湿邪最损女人阳气，

湿浊乘「虚」而入，女人虚掉脾胃也就输了健康

3

恼人的肥胖，
其实是脾虚湿阻惹的麻烦

6

湿是女人百病之源,祛湿健脾病不找

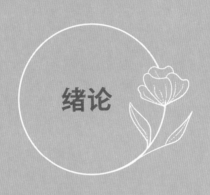

绪论

女人过了 30 岁，许多问题都是湿气引起的

湿气和脾虚是女性的百病之源

女人30+气血走下坡路，给湿邪以可乘之机

30~35岁是女性生命中的一道坎，这个年龄段的女性容易出现气血不足的情况，身体慢慢变虚，容颜也在逐渐衰老。中医认为"湿乘虚而入"，身体变虚了，就给了湿气可乘之机。

女性以"七"为一个生命周期

古老的中医典籍《黄帝内经》认为，男性以"八"为一个生理周期，女性以"七"为一个生理周期，因此女性的衰老会比男性早几年。《黄帝内经》中记载：

女子七岁

肾气盛，齿更发长
（开始换牙齿）

女子二七
（14岁）

天癸至，任脉通，太冲脉盛，
月事以时下，故有子
（来月经，能生育）

女子三七
（21岁）

肾气平均，故真牙生而长极
（发育更加完善）

女子四七
（28岁）

筋骨坚，发长极，身体盛壮
（骨骼强健，头发茂密）

女子五七
（35岁）

阳明脉衰，面始焦，发始堕
（面色开始黯淡，头发开始脱落）

女子六七
（42岁）

三阳脉衰于上，面皆焦，发始白
（面色灰暗，头发变白，人开始变老）

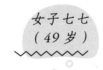

女子七七
（49岁）

任脉虚，太冲脉衰少，天癸竭，地道不通
（任脉气血虚弱，太冲脉气血衰少，出现绝经）

作为 7 的倍数，35 岁就是女性的一道坎。

30 岁左右阳明脉开始衰弱，寒湿悄悄潜入

中医认为，女性 30 岁左右阳明脉开始衰弱。阳明脉包括手阳明大肠经和足阳明胃经，面部、胸部和腹部都是阳明脉经过的部位，这些地方的经脉气虚、衰弱了，寒湿就会悄悄潜入，女性就会开始出现手脚冰凉、面容憔悴、月经不调等问题。

30 岁以上的职业女性，稍有不慎就会被湿气缠上

调查显示，宫寒患者中，80% 以上是 30 岁以上的职业女性。30 岁是女性事业的黄金期，很多女性也会在这个阶段结婚、生子，因此这也是身体容易出现问题的时期，稍有不慎就会被湿气盯上。

中医认为，女性以血为主、以血为用，是靠血来养护的。女性在经期或产后，胞脉（分布在子宫上的脉络）、血室空虚，湿邪影响任脉、冲脉以及子宫，使血被寒湿凝滞，气血运行不通，就会出现痛经、经行发热、经行身痛、月经错后、月经过少甚至闭经、不孕、产后身痛等病症。要想防止被妇科病盯上，就要远离湿邪。

杨力教授提示

让 30+ 女性不受寒湿的小妙招

30 岁后少吃生冷的食物，就是不给寒湿可乘之机，否则会直接损伤脾气；要养成锻炼的好习惯，促进体内水湿代谢。如果你没时间专门锻炼，至少要抓住所有可以运动的机会，比如距离不远的话就走路上班；尽量爬楼梯而不是乘坐电梯；每隔 2 小时起来走动一下、喝杯水等。

湿邪滞留于女性体内，即成病源

中医理论中有外湿、内湿之分。外湿比较好理解，就是气候潮湿或涉水、淋雨等外在湿邪侵袭人体。内湿则多是由人体自身的脏腑功能协调失衡所生，最常见的是由脾虚失其健运功能，水湿停聚体内后形成的内湿。内湿常见于身体肥胖、痰湿过剩的女性，或贪食生冷、过食酒肉、损伤脾胃者。

湿邪侵犯人体不同部位，疾病各有不同

湿邪侵犯人体上部，易出现胸闷咳嗽、晨起咳痰、头蒙不清醒等症状，当空气湿度变大时，各种症状表现会更明显。

湿邪侵犯人体中部，易出现腹胀、食欲不振、消化不良等脾胃问题，同时还可能出现口腻、口甜、舌苔厚腻等口腔方面的不适。

湿气停滞在人体下部，易出现腹泻，大便黏腻不爽、不易冲洗；同时还可能因湿气重而不想饮水，出现小便短赤等泌尿方面的不适。

湿气在肌肤表层泛滥，则易引发湿疹、皮炎、痤疮等皮肤病症。

女性湿气重易得四种妇科病

湿气给女性带来的伤害更大，易引发四大妇科病症。

月经病	带下病	妊娠病	产后病
女性因久居湿地或淋雨、涉水等受外湿侵犯，易导致月经前后肢体疲倦、疼痛，或经前腹泻、月经不调、痛经、闭经甚至不孕等症。	"湿土之气同类相召"，内外湿相合，湿困脾土致使脾虚运化失职，水湿泛滥，在盆腔停滞，犯及女性生殖系统，易导致白带失调，出现白带增多，或是使白带出现青、黄、赤、白、黑等病理状态。	水湿内停，气化不利，会使女性在妊娠早期的反应加重，易出现头闷呕恶、胸闷纳呆、呕吐不欲食等不适表现。	女性产后本就处于气血双亏的状态，脾胃功能也受到一定影响，如果保养不善，最易被湿邪相犯，进而出现产后吐泻、水肿、恶露不行、肢体酸痛等不适症状。

湿入脏腑，脾、肺、肾功能都会失调

在人体的五脏六腑中，湿邪与肺、脾、肾的关系最大，因为身体的水液代谢是通过肺的通调水道、脾的运化和肾的蒸腾气化等生理功能协调完成的，若这三脏的功能受到影响，则女性朋友的身体就会有问题。

脾能运化水湿，脾气虚弱则生湿，水湿不运则泛溢肌肤

女性临床症状： 面部或肢体水肿，容易肥胖，头脑昏沉（像戴了帽子或裹了湿毛巾），午后疲倦怠惰嗜睡，身体沉重，脸色偏黄，消化不良，容易胀气、肠鸣，大便稀软或黏滞，排不干净，女性分泌物多，经期腹泻，经行量多或延后、色淡质稀，或有多囊性卵巢。舌淡而胖，苔白腻，脉濡弱。

调治原则： 健脾益气，利湿消肿。

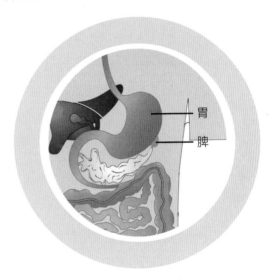

胃和脾是一对好邻居

肺能通调水道，肺的宣降功能失调则水津不布

临床症状： 眼睑或颜面浮肿，或者四肢及全身皆肿，肤色光亮，按之凹陷即起，多半是突然发生，常伴随恶风发热、肢节酸楚、舌苔薄白、脉浮或紧。如水肿较严重，也可能出现沉脉。

调治原则： 补卫固表，宣肺行水。

肾主水，肾虚则水泛

临床症状： 面浮身肿，腰以下比较严重，小便不利，腰痛酸重，腿软无力，心悸气短，头晕目眩，四肢冰冷，怕冷，容易疲倦，舌质胖淡，苔白，脉沉迟。

调治原则： 温肾助阳，利水祛湿。

风寒湿邪往往乘"虚"而入

常言说，体虚多病，体弱也多病。中医认为，虚为百病之源。现代快节奏的生活，过大的压力使女性的身体长期处于疲劳状态，时日一长，身体就会变虚，抵抗力也会减弱。身体发虚，女性就失去抵抗外邪的能力，这样一来，风、寒、湿等邪气就容易侵犯女性的身体，从而引起疾病的发生。

体虚的原因：五劳七伤

女性为什么会体质虚弱呢？除先天因素外，主要取决于心理情绪、生活习惯、饮食及行为习惯，对此，中医早有"五劳七伤"的总结。

五劳：久视伤血，久卧伤气，久坐伤肉，久立伤骨，久行伤筋。

七伤：大饱伤脾，大怒气逆伤肝，强力举重、久坐湿地伤肾，形寒饮冷伤肺，形劳意损伤神，风雨寒暑伤形，恐惧不节伤志。

女性体虚都有哪些表现

体质虚弱的女性往往特别怕风、怕冷、怕凉、怕寒，接触风寒，身体就会不舒服；挑食、食欲差，吃一点儿不适应的东西，即便稀、便水、便未消化的谷物。总之，这些女性防卫疾病的能力低，更容易生病。

虚弱的女性为什么常常生病

体质虚弱的女性对自然界"风寒暑湿燥火"等气候常常不能迅速适应，所以天气稍有变化就容易生病；对吃、住、行不适应也会生病；对疾病的防卫能力低，一旦有传染性疾病流行，她们总是比别人容易感染。所以，生病也就成了她们的家常便饭。

女性更容易
被湿气侵扰

湿的四种特性

中医认为，湿邪性重浊、趋下而黏腻，还会阻滞气的流动，损伤人的阳气。了解湿邪的这些特点，不仅有助于我们判断自己的身体是否为湿邪所困，而且可以知道是哪里为湿邪所困，便于我们有针对性地去排除湿邪。

湿性重浊

湿邪是"六淫"邪气中最有"分量"者，肌体为湿邪所缠，则会感觉头重身困，头像裹个什么东西似的，正如《黄帝内经》所说的"因于湿，首如裹"。湿邪为病，常常表现为排泄物和分泌物秽浊不清，这被称为湿性之"浊"。比如，若湿邪在头部，则脸上易出油，眼屎多，舌苔厚、腻黄；若湿邪在皮肤，则易患湿疹；若下焦（肠道和生殖器官等）为湿邪所困，则容易出现小便浑浊、不爽，大便溏泄，或下痢脓血等症状，女性还易出现带下黄白、腥秽等不适。

湿性趋下

湿是水的一种，其性也似水，有趋下的特性，因而易伤及人体的下部，即四肢等部位。

湿性黏滞

黏滞，也是湿邪的一个主要特点。"黏"即黏腻，"滞"即停滞。人体一旦为湿邪所缠，感觉就是不爽、不痛快，主要表现为两点：一是症状上的，如大便不爽、小便涩滞不畅、痰多黏腻。二是病程较长，缠绵难愈，且易反复发作，因为一旦为湿邪所缠，就难以化解。

损伤阳气

湿邪，因水气化失常而生，有"湿为水之散，水为湿之聚"之说。水性寒凉，湿性与之相似，性偏寒凉，属阴邪。湿邪侵犯人体，易黏滞，沉着于脏腑、经络之中，会阻碍人体阳气的升降通达，经络阻滞不畅。如湿困头目，则易出现头昏、眼睛不开等症状。湿邪易伤阳气，多伤及脾阳。因脾为阴土，喜燥恶湿，主要负责运化水湿，也最易受湿邪的侵犯。一般被湿邪所困者，阳气都不旺，往往面色淡白、精力不济。

千寒易除，一湿难去

风、寒、暑、湿、燥、火是中医总结的致病"六淫邪气"，其中最可怕的是什么？是湿邪。有一句俗话总结得很清楚："千寒易除，一湿难去。湿性黏浊，如油入面。"湿气最容易渗入女性身体，也总喜欢与别的邪气狼狈为奸。

湿气遇寒则成为寒湿

冬天，南方的平均气温要比北方高很多，但大多数南方地区没有暖气，所以与北方冬天的干冷相比，南方冬天的湿冷更令人难以忍受，是冷到骨子里的。寒湿是最易损伤女性阳气的，寒湿会阻滞阳气的运行，使血流不畅、肌肉疼痛、关节痉挛等。

湿气遇热则为湿热，遇暑则为暑湿

夏季，桑拿天的平均气温其实比晴朗的日子还要低一些，但那种闷热得让人喘不过气来的感觉，相信不少人都曾体会过，就是因为湿气过重。

桑拿天又热又湿，全身汗渍渍，衣服贴在身上，人闷得喘不过气来，还不如烈日当空的干热来得痛快。湿在中医里又叫"阴邪"，而脾为至阴之脏，喜燥恶湿，湿气过盛最容易使人的脾胃受伤，常常引发呕吐、腹泻等症状。

湿气遇风则成为风湿

预防风寒，我们可以多穿些衣服，即使受了风寒，我们也可以通过喝姜汤、泡热水澡等方法来祛除。可一旦成了风湿，往往会引起手足关节疼痛等慢性疾病，一时半会儿很难治好。

川菜、湘菜的盛行与湿气有关

川菜、湘菜是我国西南地区的两大主菜系，由于川、湘两地都地处盆地中心，天气总是阴阴的，导致当地的空气湿度很大，夏季闷热潮湿，冬季则湿冷异常，人长期生活在那里，极易得风湿，所以当地居民的饮食多用除湿的调料，以辛香麻辣化解体内的湿气。

出现三大信号就说明你体内湿气重

看大便

大便就是身体健康的信号灯，女性体内是否有湿气，观察一下大便就可知道。

● 大便颜色发青，不成形，形似溏泥，长期便溏，必然体内有湿。其中，大便稀溏、味轻，为脾虚生湿；大便稀水或带泡沫，为受风寒湿。

● 大便虽成形，但总会有一些粘在坐便器上，很难冲下去；臭味重，也意味着体内有湿，是湿浊内阻化热的表现，因为湿气有黏腻的特点。

● 若大便不成形的同时还伴有便秘，说明体内的湿气已经很重了。

此外，还可以通过手纸的用量来判断是否体湿：一般来说，每次便后用一两张纸就够了，如果三五张纸反复擦也擦不净，同样说明体内有湿。

看舌苔

"舌为心之苗，又为脾之外候。"通过观察舌头和舌苔，也能快速了解身体的健康状况。

健康的舌头淡红而润泽，舌面有一层舌苔，薄白而清净，干湿适中，不滑不燥。若舌苔黄中带腻，则是体内有湿的表现，黄得越厉害，或腻得越厉害，说明湿邪越严重。

如果舌苔白厚，且滑而湿润，则说明体内有寒；如果舌苔粗糙或很厚、发黄发腻，则说明体内有湿热；如果舌质赤红无苔，则说明体内已经热到一定程度，伤阴了。

睡不够

睡眠情况也能显示出一个人体内是否有湿：即使睡了6～8小时，早上醒来后仍然觉得很困倦、头昏、四肢沉重、不愿起床，甚至觉得头上有东西裹着，让人打不起精神，完全不想动弹，也是体内有湿气的一大表现。正如中医"湿重如裹""因于湿，首如裹"之说，就是身体湿气重的感受。

最易导致体内生湿的八大不良习惯

成年人的身体中，水液所占比例为70%。身体的脏腑、经络和细胞组织的活动都离不开水，任何一个环节运行不利都会产生水湿。同时，外部环境对人体水湿的产生也有很大影响，不少人认为阴冷潮湿的地方或者夏天闷热的桑拿天才有湿气，其实不然，只要找到机会，干燥的秋冬季，湿气同样容易"发威"。不良的生活习惯会让湿气乘虚而入，或是加重湿气。

口重

肠胃功能直接影响着体内的营养及水液代谢，嗜食油腻、过咸、过甜等肥甘厚味的食物，会增加脾胃的负担，易造成肠胃闷胀、发炎，使水液代谢受到影响，水液代谢不利则易出现体湿。

贪冷凉

中医认为，生冷食物会加重脾运化水湿的负担，或让肠胃消化吸收功能停滞，给外邪入侵创造机会。因此，不宜长期过量食用。吃素人群，最好在烹调蔬菜时加入一些葱、姜、蒜、花椒等热性调味料，以减弱蔬菜的寒凉性质。

熬夜

经常熬夜的女性普遍睡眠不好，很容易导致脾虚，使消化功能变差，水湿运化受到影响，必然会导致体内生湿。

穿得少

"只要风度，不要温度"的做法，很容易让湿邪侵入女性的身体。秋冬季节，湿气最易与寒邪结合而成寒湿，侵入人体危害更大，更难清除。

吹空调

夏季从外面带着一身汗回来，或者运动后对着空调使劲吹，湿气就会借机顺着张开的汗毛孔进入人体，损伤阳气。现在冬天很少见到着凉感冒的患者，夏天反而比比皆是，就是因为很多人依赖空调导致汗液挥发不出来积于体内。

湿发入睡

夏季洗澡难免勤一些，有些女性朋友头发湿漉漉的就坐在空调屋里，或者头发还未干就睡觉，这些做法最易使湿邪侵入体内。

不通风

经常紧闭门窗，不注意房间的通风，潮气自然会加重，女性长时间待在这样的房间里也容易被湿邪入侵。所以平时要经常开窗透气，尤其是房间内潮气重时。

久坐不动

久坐会使大脑供血不足，导致供应大脑的氧和营养物质减少，加重体乏、失眠、记忆力下降等情况，还易引发肌肉酸痛、肩颈僵硬及头疼、头晕等症状。

此外，居住在水乡、涉水淋雨、喜欢坐在地板上玩耍、直接睡地上、洗澡水太凉等情况也会导致体内湿气加重，而多思多虑、愤怒生气等精神因素也增加湿气入侵的机会，都需要我们在平时多加注意。

脾主运化，健脾是祛湿的关键

中医认为，脾主运化，而内湿则主要与脾的功能失常有关。对此，《黄帝内经》早已认识到："诸湿肿满，皆属于脾。"

脾主运化

运，也即转运、输运；化，则是变化、消化、生成。脾主运化，即脾负责将食物消化成为精微物质，并将其运输、布散到全身，同时代谢产物的排泄也要借助脾的运化。这些功能并不是只靠脾本身的功能来实现的，而是需要胃、小肠等多个器官配合完成一个复杂的生理活动，其中脾起主导作用。

运化水谷和水湿

脾的运化功能分为两个部分，即运化水谷和运化水湿两个方面。其中，水谷即日常的食物，水湿则指人体内的水液。

脾气健运，则水谷的消化、吸收以及精微物质的运输、布散等功能才能旺盛，水液的输布、排泄才能正常，才能保持相对的平衡状态；反之，若脾失健运，则易出现腹胀、便溏（即大便不成形）、倦怠等症状，甚至引起水液代谢失常，出现浮肿、痰饮等不适。

脾的运化功能好，则摄入体内的水液，可正常地输布于心肺，再通过心肺而布达周身脏腑器官，发挥其濡养、滋润作用；同时，多余的水液也能及时地输送到相应的器官（如肺、肾、膀胱、皮肤等），变成汗和尿液被排出体外。反之，则是水湿内停。

健脾化湿

脾胃的阳气是运化水湿的原动力，如果脾阳虚，人体就易为水湿所困。女性健脾，除了要适量运动，平时还要多吃一些补益脾脏的食物，如大米、玉米、番薯、牛肉、鸡肉、猪肚、桂鱼、乌鸡、藕、栗子、山药、扁豆、胡萝卜、马铃薯、洋葱、平菇、葡萄、红枣、桃等。

少吃或忌吃性寒凉、易损伤脾气的食品，忌吃味厚滋腻、易阻碍脾气运化的食品，如冰镇西瓜、冰镇啤酒、冷饮等。

用好七大"排湿口"，祛湿事半功倍

　　人体有七个"排湿口"，找到并善用它们，排出身体的湿气可起到事半功倍的效果。

腋窝是人体重要的保健区之一，其皮层不仅有许多汗腺及淋巴组织，还担负着血液输送的任务。腋窝的极泉穴更是心经的重要穴位，经常自我按揉极泉穴，可提高机体代谢能力，还有理气活血、通经活络的作用。

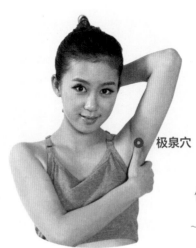

极泉穴

位于腋窝中正顶点，腋动脉搏动处。

肘关节活动较为频繁，其上的曲池穴是经脉气血极易瘀滞的所在。经常按摩此穴，对调整人体的消化系统、血液循环系统、内分泌系统等有较为明显的作用。每周 1 次，连续按摩 5 ~ 10 分钟，以酸胀为度，有助于排出此处聚焦的湿邪。

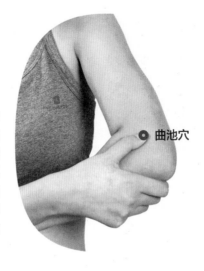

曲池穴

在肘横纹外侧端，屈肘，尺泽与肱骨外上髁连线中点。

膝窝

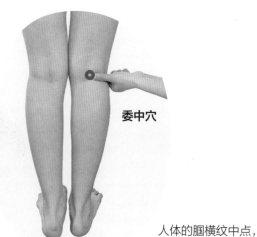

委中穴

膝窝中心点上有一个重要穴位——委中穴，它位于膀胱经上。膀胱经是人体最大的排毒祛湿通道，委中穴就是这个通道上的一个排污口，膀胱经膝下部各穴上行的水湿之气在此聚集，这里若不通畅，湿气排不出去，可能会导致关节炎。经常按揉拍打此穴，每 1～2 周 进行 1 次，每次 5～10 分钟，以酸胀为度，有升清降浊的作用，使湿气顺利排出。

人体的腘横纹中点，
股二头肌腱与
半腱肌肌腱的中间。

足三里穴

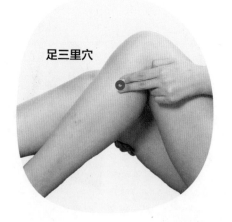

足三里穴

足三里穴是足阳明胃经的主要穴位之一，有调理脾胃、通经活络、疏风化湿、扶正祛邪的作用，不仅是补脾健胃的第一穴，也是祛湿的要穴。平时经常按揉或睡前艾灸，都有较好的祛湿效果。

位于膝盖下方凹陷约 2 横
指宽的地方，左右各一。

阴陵泉穴

阴陵泉穴，是脾经的合穴，位于膝盖下方的小腿内侧，经常用手指按揉此穴，每天总时间在 10 分钟以上，就会有很好的健脾除湿功效。

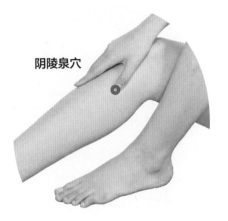

阴陵泉穴

在小腿内侧，胫骨内侧髁后下方凹陷处。

承山穴

承山穴属于足太阳膀胱经，是最有效的祛除人体湿气的穴位之一，刺激它可振奋膀胱经的阳气，从而促进人体湿气的排出。

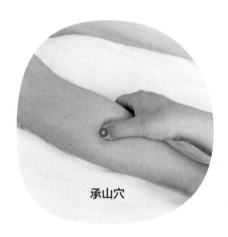

承山穴

在小腿后面正中，当伸直小腿或足跟上提时肌肉浮起，尾端出现的三角形凹陷处。

丰隆穴

丰，丰满；隆，隆盛。胃经谷气隆盛，至此处丰满，溢出于大络。该穴有和胃气、化痰湿等功效。配合足三里按摩此穴，每天 3 分钟，可把脾胃的湿浊快速排出。

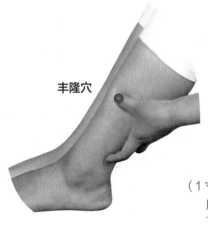

丰隆穴

在小腿外侧，外踝尖上 8 寸（1 寸 ≈ 3.33 厘米），胫骨前肌的外缘。

悠缓运动微出汗，帮你改善体湿

中医认为，对于湿气重的女性来说，适当增加运动量是改善体湿的一个重要手段。

运动能加速湿气的排出

运动是最健康和最大众的祛湿方法。运动能够带动人体气机的运行，而气机的通畅能够使得经络疏通，气血循环流畅，进而增强水液代谢，达到祛湿化湿的目的；同时，运动还可促进身体各器官的正常运作，身体器官运转正常，尤其是脾的运化功能正常，对于加速湿气的排出是非常有利的。

在运动方式上，慢跑、快走、游泳、练瑜伽、打太极拳等"有点喘、会流汗"的运动都是不错的选择。

运动以悠缓、微汗为好

想要排出湿气，运动强度就不宜过大，要避免大汗淋漓的剧烈运动。夏天本身出汗就多，大量出汗会使人体的正气随汗津外泄，反而易耗伤正气，不但达不到排湿的目的，而且易招惹湿气，甚至使湿气在体内停滞。

运动最好在户外进行

运动最好还是到户外去，呼吸着大自然的新鲜空气来进行。室内空气流通性较差，人多的健身房空气质量更差，不利于身心健康；同时，运动过程中，毛孔会张开以便散发热量，若在室内吹着空调，会使皮肤腠理收缩、汗孔闭塞，使人体的汗液排出受阻，反而会"留湿"，引起湿气内停。

越懒越要动

现代都市一族，普遍脑力劳动多、体力消耗少，加上长期待在密闭的空调房内，体内普遍有湿气存在。而湿气的存在反过来会使人的身体沉重、四肢无力，更加懒得动；但越不动，体内的湿气就越多，久而久之，就会形成恶性循环，易引发多种疾病。因此，建议都市"懒宅一族"增加一些运动量，多站立、多走路，适当出一些汗。

脾虚了，湿气就会长驱直入

脾虚是身体机能的衰退

中国古代医家一直在琢磨，如何才能有效地从根本上调理身体？因为大家的思路不同，所以出现的流派很多。

其中，从脏腑来调理身体是一个重要的派别。这一派就是易水学派，创始人是张元素。易水学派强调根据脏腑寒热虚实辨证用药，后来张元素的弟子李杲（号"东垣老人"）又总结出"内伤脾胃，百病由生"的理论，并写了著名的《脾胃论》，创制出补中益气、升阳益胃等名方，被后世称为易水学派的中坚。

一个人的脾胃不好，就会百病丛生

中医有句话，叫"肾为先天之本，脾胃为后天生化之源"。这个先天的肾气，是从父母那里遗传来的。一个人的禀赋如何，其实在出生时就基本确定了。后来长得如何，关键就在于脾胃。因为我们后天生长的物质来源，主要是依赖脾胃吸收的。

在人体内，上为阳，下为阴，这是和大自然相对应的。阳气向下走，阴气上承，这就构成了人体气机的升降。

我们看太极图就会发现，代表阳气的白鱼，头一定是向下的；代表阴气的黑鱼，头一定是向上的，就是这个道理。而阴阳之间，就是中气。这个中气，就是我们的脾胃之气，属土。土居中央，处阴阳之交、清浊之间，为气机升降之枢纽。如果脾胃虚弱，那么整个人的气机升降都会出现问题——水泛土湿，中气虚败，气血匮乏，诸病丛生。如果中气不败，则人体会生机勃勃。所以，古代中医治病，多从脾胃开始调，让人体中土健运，升降复常，结果气血旺盛，经脉通调，疾病自去。

快速判断你是否"脾虚"了

《黄帝内经》说脾胃是"后天之本""生化之源"。后天有了脾胃的滋养，女人才能长得好、长得美。所以脾虚是女人的一大祸害，它不仅影响女人的容颜，还损害女人的健康。女性朋友如何做，才能知道自己是否被脾虚盯上呢？

脾虚的女性会出现血虚现象

中医有个说法："补肾不如补脾。"这句话不是说补肾不重要，而是说补脾对身体强壮更重要。因为脾是后天之本，气血生化之源。脾将水谷精微源源不断地化生，向上输送到心肺，经心肺的作用化为气血。脾虚，化生血液的来源减少，就会出现面色萎黄、口唇、手脚、指甲淡白无色等血虚现象。可见，爱美的女性一定要照顾好脾，否则它就会让你面子上不好看。

脾虚的女性也会出现"出血"现象

气为血之帅，血是随着气运行的。脾的气血充盈，血液在正常的脉内循行，不会溢于脉外而发生出血现象。脾气亏虚，就会出现皮下出血的现象，如牙龈出血、月经过多，皮肤表面出现大的"乌青块"或者小如针眼的瘀点等。

养好脾，女人才能更年轻、更漂亮

脾气血充盈，不仅面色、双唇润泽，而且肌肉紧致、皮肤弹性好。脾虚的话，就会气血不足，人的面色就会苍白、精神萎靡。体内水分不能及时排出，时间一长整个人就会体态臃肿。好身材、好气色的关键就是养好脾。

杨力教授提示

女性养脾怎么吃

宜吃性平、味甘，或甘温之物，也就是营养丰富、容易消化的平补食品，如玉米、粳米、薏苡仁、红薯、豆腐、牛肉、鸡肉、山药、胡萝卜、平菇、葡萄、红枣等。

调理脾胃是补虚的好方法

胃与脾，一个负责纳入和腐熟食物，一个负责运化，两者共同完成食物的消化、吸收以及营养的输送和分布。脾胃在防病和养生方面有重要意义，李东垣在《脾胃论》中说："内伤脾胃，百病由生。"这就说明只要脾胃受损，各种疾患就会找上门。

脾气和，则肌肉壮

脾主肌肉，肌肉的营养来源于脾对水谷精微的消化和输布。如果脾气健旺，运化功能正常，营养充足，人的肌肉就会丰满壮实；反之，如果脾气不和，供给营养不足，肌肉就会消瘦、萎软，在实现收缩运动功能时，也会表现得无力。

脾胃→加工食物→生成营养精微→供给肌肉→实现收缩运动功能。

脾虚会导致肺虚

中医认为，脾与肺是母子关系，肺属金，脾属土，脾土能生肺金。如果脾土出现了问题，不能养肺金，就会导致肺气不足、皮毛不固，身体就容易受外邪侵犯而感冒、咳嗽。

中医认为，肺主呼吸之气，又主一身之气，而脾胃是气血化生之源，脾胃可将吃进肚子里的食物化成气血。所以一身之气足不足，全看脾肺。

脾虚还会导致肾虚

肾藏精，是先天之本。脾主运化水谷精微，是气血生化之源，为后天之本。脾气的健运需要依靠肾阳的温煦，而肾精也需要脾所运化的水谷精微不断补充。如果脾虚，时间长了就会导致肾虚，出现手脚发冷、水肿等症状。如果肾阳不足，就会导致脾阳亏虚，出现食谷不化、五更泻等症状。

五谷最养人，补虚必吃五谷

中医认为，五谷为养，五果为助，五畜为益，五菜为充。平常在饮食上注意五谷的摄入，尤其是吃一些未经深加工的五谷，则是对脾胃最好的调养。脾胃不虚，人才会受补，体虚也会慢慢得以改善。

长夏湿邪伤脾，赤小豆薏米粥能除湿

脾有个怪毛病，喜欢干燥，讨厌湿润，如果感受到了湿，它就会用"罢工"来表示抗议。这一抗议不打紧，内湿就会产生了。长夏是湿邪最盛的季节，常喝赤小豆薏米粥，就能够对抗脾湿。

赤小豆、薏米，祛湿显奇功

湿邪有一个特性——湿性趋下，而赤小豆也是往下走的，所以赤小豆的这个特性很能克制湿邪。不仅如此，《神农本草经》中说，赤小豆禀秋燥之气以生，燥是赤小豆与生俱来的特性。燥是湿的天敌，而脾胃对燥又情有独钟，赤小豆便能祛湿健脾。纵使赤小豆千般好，过多服用也会让人烦躁。如果能与祛燥且除湿的薏米结合在一起，就能扬长避短了。

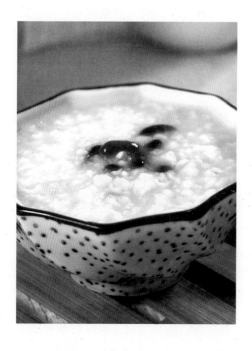

赤小豆薏米粥 养心神、健脾肾

材料 薏米 50 克，赤小豆、糯米各 30 克。

做法
1. 将所有材料洗净，薏米、赤小豆、糯米分别浸泡 4 小时。
2. 锅内加适量清水烧开，加入所有材料，大火煮开后转小火。
3. 煮 1 小时，至米烂粥熟即可。

功效 去湿健脾，暖胃。

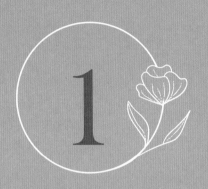

湿邪最损女人阳气，
防病先除湿

痰湿

体胖且略显水肿，口中黏腻

痰湿是怎样形成的

中医将痰分为"有形之痰"和"无形之痰"。其中，"有形之痰"也称为"外痰"，主要存在于肺部，即肺部和支气管分泌的黏液，就是我们平常咳嗽时吐出的痰。

"无形之痰"更可怕

"无形之痰"则广泛存在于我们身体的各个组织、脏器、经络、血液之内，是肉眼无法直接看到的。当人体脏腑阴阳失调，再加上致病因素的影响，气血津液等就会停滞不运化，失去正常的运行功能，逐步停蓄凝结成为一种黏稠状的、有害的液体，即"痰湿"。

这种"痰"普通人看不见，也咯不出来，往往容易被忽视，但它们却长期留伏在体内，成为很多疾病的发生诱因和基础，如无形之痰积聚在胃部，可能会引起胃胀、恶心、呕吐等；积聚在心脑，可能会引发心悸气短、心神失常、精神错乱等症状。

痰湿的形成与脾密切相关

中医认为，气郁、脾虚、肾虚都会生痰，痰湿的产生与肺、脾、肾三脏的功能有密切的关系，且其中尤以脾的功能最为重要。

中医认为，脾为生痰之源。脾主运化，机体摄入的营养都是通过脾的功能来运送至五脏六腑、四肢百骸，脾的运化功能健旺，则脏腑气血充和；反之，若脾的运化功能不健，则营养物质不能运送到周身，剩余的垃圾和代谢垃圾不能运送出去，就易与体内水液混合凝聚成痰。

肉生痰，适当吃素可避湿邪伤肺

俗话说得好："鱼生火，肉生痰，萝卜白菜保平安。"现在生活条件好了，不少女性饮食中肉类所占的比例在不断增大，但从养生的角度来说，过食肉类其实是不利于养生的。

为什么肉会生痰

"肉生痰"，并不是说肉吃多了，人就容易咳嗽生痰，而是说过多食用肉类，易导致人体内水液代谢失常，导致痰浊的产生。原因何在呢？

因为肉类中含有大量的脂肪，人体过量摄入后，会给脾胃、肺及其他器官带来负担。一旦身体水液代谢失衡，人体血液中的脂肪和黏稠度就会随之升高，从中医的角度来说，正是痰瘀互结、湿邪堆积的一种客观表现，也即"肉生痰"的外在反映。

更何况现在市场上的猪、鸡、鸭、鱼等大多来自养殖场，吃饲料长大、生长周期短，再加上制作过程中添加了鸡精、味精等各种人工调味料，吃下去已经不仅会"生痰"，伤害性会更大。

因此，我建议女性朋友少吃肉，适当吃些蔬菜和坚果，给身体一个缓解湿邪的时间与机会。

如何适当吃素

首先，要限制每天吃肉食的数量，成人每天畜禽肉类的食用量最好控制在40 ~ 75 克，水产品的食用量控制 40 ~ 75 克。

其次，日常饮食中多吃一些利水渗湿的食物以健脾和胃，使脾的升降运化功能得以恢复。

痰湿体质者可以适当吃的素菜有：山药、韭菜、金针菜、木耳、南瓜、冬瓜、丝瓜、黄瓜、芹菜、苋菜、白萝卜、胡萝卜、藕、茼蒿、茄子、洋葱、辣椒、葱、姜、蒜等。

祛痰宝穴——丰隆，按按可化痰祛湿

丰隆穴，位于小腿前外侧，是足阳明胃经的络穴，又联络于足太阴脾经，可调治脾和胃两大脏腑，自古便是各派医家除湿祛痰的宝穴。

丰，即丰满；隆，即凸起。足阳明胃经多气多血，气血于本穴会聚而隆起，肉渐丰厚，故得名。《黄帝内经·灵枢·经脉篇》中最早记载了丰隆穴的作用，说其有调和胃气、祛湿化痰、通经活络、补益气血、醒脑安神等功效。

按摩丰隆穴

取穴 从外踝尖上8寸，条口穴外1寸，胫骨前嵴外2横指处。在附近压按，最感酸麻沉重或者痛感明显的地方，就是丰隆穴。

方法 丰隆穴的穴肉厚而硬，点揉时可用按摩棒或拇指重按才行，每天按压3分钟左右。

提示 找穴时可在经穴四周点按试探，最敏感点即为穴位所在。尤其是有痰吐不出时，丰隆穴会比平时更敏感。

功效 丰隆，象声词，即轰隆打雷声。医家认为，按摩此穴能把脾胃中的浊湿像打雷下雨一样排出去，因而又有"化痰穴"之称。时常在丰隆穴上按揉3～5分钟，可以化痰祛湿。

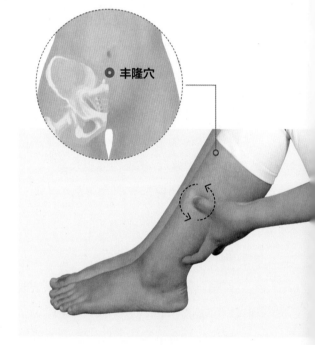

丰隆穴

配伍甘草，祛痰效果更优

丰隆穴按摩后，也可取一些甘草捣烂，外敷在穴位上，用医用纱布和医用胶布固定好，12个小时后取下，休息12个小时再贴一次。

百病皆由痰作祟，所以凡与痰有关的病症都可取丰隆穴治疗。

用艾灸祛痰祛湿，首选四大穴位

中医认为，艾灸有很好的补阳祛湿作用，尤其是选对穴位后进行艾灸，不仅能够有效祛除身体之中的湿邪，而且有预防多种疾病的功效。

中脘穴

取穴　腹部的正中线，也就是肚脐上约 4 寸的位置。

做法　用艾条进行，时间应该控制在 10 ~ 15 分钟；用艾罐则需要 20 ~ 30 分钟。

功效　可有效缓解胃部所出现的各种疾病及症状，如腹泻以及胃溃疡等。

关元穴

取穴　肚脐下约 3 寸的位置。

做法　使用艾条进行，时间应控制在 10 ~ 15 分钟；如果是用艾灸盒进行艾灸，时间可稍长，需要 20 ~ 30 分钟。

功效　强健身体，可有效调理气血，并且对于补肾固精也具有很好的效果。

丰隆穴

取穴　小腿前外侧，也即距外脚踝尖上约 8 寸的位置。

做法　每天用艾条灸丰隆穴大约 15 分钟。

功效　健脾、化痰、除湿。

解溪穴

取穴　位于足背和小腿交界处，横纹中间的凹陷位置。

做法　每天用艾条灸 15 分钟左右。

功效　祛痰祛湿的重要穴位，可有效解决下肢水肿的问题。

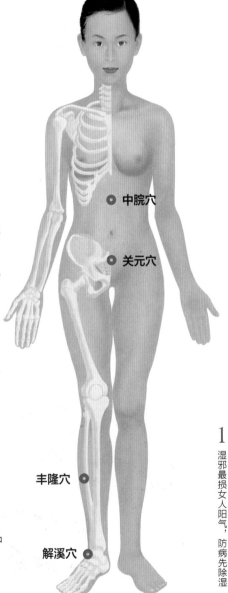

中脘穴

关元穴

丰隆穴

解溪穴

1

湿邪最损女人阳气，防病先除湿

生姜陈皮饮，温肺化痰的好饮品

陈皮和生姜是我们经常用到的药食两用的食材，但很多人可能不知道，它们也是化痰的良药。

陈皮：燥湿化痰的常用药

陈皮，又名橘皮，是用我们常吃的水果橘子的果皮干燥而成，是一种常见的中药。

中医认为，陈皮性温，味辛、苦，归脾、肺经，气味芳香，长于理气，能入脾肺，有很好的降逆止呕、燥湿化痰的功效。

陈皮之所以得名，是说橘子皮陈得越久越好，一般隔年后才可以使用。著名医学家陶弘景提出："橘皮用陈久者良。"这是因为其中的挥发油（含量过大对肠胃的刺激大于作用）含量大为减少，而黄酮类化合物的含量相对增加，这时陈皮的药用价值才能充分发挥出来。

生姜：散寒发汗、止咳化痰

生姜，性温味辛，有散寒发汗、化痰止咳、和胃、止呕等多种功效，有"呕家圣药"之称。

生姜，可刺激唾液、胃液和消化液的分泌，有增加胃肠蠕动的作用；其中的主要成分——姜烯，还有保护胃黏膜细胞的作用，是健胃药的有效成分之一。

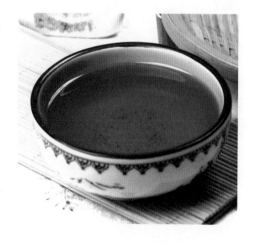

生姜陈皮饮 健脾、燥湿、化痰

做法 陈皮5克，生姜2片，用沸水冲泡后代茶饮即可，一次1杯，一天2~3次即可。

功效 陈皮有理气健脾、燥湿化痰的功效；生姜可止吐，能开胃驱寒、增加食欲；两者经常一起饮用，可养胃健脾、温肺化痰。

注意 喜甜味者可加适量蜂蜜或红糖一起饮用。如果处于经期，加些红糖不仅暖胃，且能补血，促进血液循环。

女人30+ 祛湿胖、补脾胃、更年轻

茯苓健脾利湿，加速痰湿的运排

茯苓，又名茯灵、云苓、松苓，是一种多寄生在松科植物，如赤松或马尾松等树根上的真菌菌核。

中医认为，茯苓性平、味甘淡，归心、肺、脾、肾经，有利水渗湿、健脾宁心的作用，适用于女性多见的脾虚食少、便溏泄泻、心神不安等症状。而且它的功效非常广泛，不分四季，将它与各种药物配伍，不管寒、温、风、湿诸疾，都能发挥其独特功效。

茯苓一味，为治痰主药

茯苓始载于《神农本草经》，被列为上品。李时珍在《本草纲目》中称其为"四时良药"。《世补斋医书》曰："茯苓一味，为治痰主药。痰之本，水也，茯苓可以行水；痰之动，湿也，茯苓又可行湿。"

现代研究发现，茯苓可增加水肿患者的尿液排出，对肾炎性水肿患者有利尿作用，可减轻水肿，还有降血糖的作用。凡是水肿，无须辨别寒热虚实，均可以用茯苓来治疗。

茯苓的部位或种类不同，作用各有区别。它的黑褐色外皮称"茯苓皮"，用于利水消肿；内部淡红色者称"赤茯苓"，用于清热利湿；内白色者称"白茯苓"，用于健脾渗湿；抱附松根生者称"茯神"，用于安神助眠。

茯苓的用法有很多种，可以直接煎水喝，也可以打成粉后冲服，或是煮粥吃，能起到改善脾胃功能、治疗心悸失眠、改善水肿等不同的作用。

茯苓白术汤 利尿祛湿

做法 茯苓10克，白术10克。两者一起煮水服用即可。

功效 通过排尿的方法排出体内多余的湿，适用于大多数身体有湿的女性。

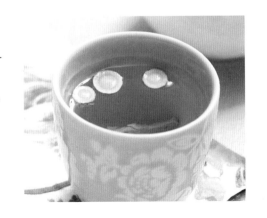

春季吃些马齿苋粥，清肺祛痰火

马齿苋，是一种生命力非常顽强的杂草，生于菜园、农田、田野、路边及庭园等向阳处，在很多地方都能看到，也有人把它当野菜食用。很多人都不知道，马齿苋是一种药食两用的植物。

天然抗生素，可消炎杀菌

中医认为，马齿苋味酸、性寒，入心、肝、脾、大肠经，全草药用，有清热解毒、利水祛湿、散血消肿、止血凉血等功效。李时珍在其医书中曾认为，以马齿苋入药，主要取其"散血消肿"的功效。

现代研究发现，马齿苋中含有非常丰富的钾盐，进入人体后有助于排出多余的水分，起到消肿的功效。此外，马齿苋还有降压、消炎、杀菌的作用，有"天然抗生素"之称。

马齿苋也是日渐引起现代人重视的健康野菜。马齿苋的做法，生食、烹食均可：它柔软的茎可像菠菜一样烹制；而它顶部的叶子很柔软，可以像豆瓣菜一样，用来做汤、凉拌或炖煮，等等。

因此，建议女性朋友不妨在马齿苋生长旺盛的春季多吃一些，这个时节本来就是养肺的好时期，对清肺、祛痰、除湿很有好处。

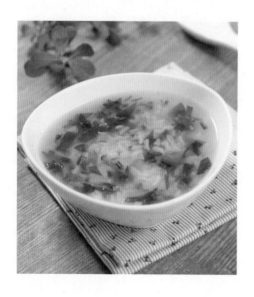

马齿苋粥 健脾、除湿、化痰

材料　新鲜马齿苋 100 克，大米 50 克。

做法

1. 新鲜马齿苋拣去杂质，洗净，切碎后盛入碗中备用。

2. 大米淘洗干净放入砂锅中，加适量水，大火煮沸后，改用小火煨煮 30 分钟，加切碎的鲜马齿苋，拌和均匀，继续煨煮至大米酥烂即可。

功效　健脾和胃，清热解毒。

注意　马齿苋性寒，孕妇忌食，脾胃虚寒、腹泻者慎食，同时不宜长期食用。

湿热 痘痘层出不穷的根源

湿热困在体内出不来，自然痘痘频出

夏季，当湿与热纠结在体内，就会表现这些症状：面部油腻腻，特别是T区油光发亮，而且容易长痘，还不易好，反反复复，长了一茬又一茬。

长痘痘是湿热体质的女性常见的问题之一，湿热体质者还易出现口臭、小便发黄、腹胀、大便黏腻不爽等症状。

湿热出不来就会长痘痘

从现代医学的角度来说，长痘痘是内分泌失调、皮脂分泌过多，以及毛囊内皮脂腺导管堵塞，引起微生物感染和炎症反应所致。

从中医角度来看，人是整体，皮疹发于外在而根源在身体内部失调，如果先天阴阳平衡失调，肾阴不足，阳火过旺，后天多食肥腻，或情绪不良，使肺胃湿热上蒸，积于头面部，就会形成粉刺、丘疹、脓疱。

通过饮食调理痘痘

痘痘处于早期时可以清肺为主，宜适当多吃梨、枇杷等清肺的食物；至中期，可选用陈皮、半夏煮水。防治痘痘，饮食上要少吃或不吃辛辣、刺激、油腻的食物，也不要吃羊肉等热性肉类，而应适当多吃一些水果蔬菜，但荔枝、榴莲等热性水果要少吃。

杨力教授提示

自制绿豆丝瓜面膜，调理湿热引起的痘痘

准备20克绿豆，研成粉末。将丝瓜切成片，用纱布包裹绞出汁液。将绿豆粉和丝瓜汁搅拌成糊状，均匀涂抹于面部，15分钟后用温水洗净即可。

1

湿邪最损女人阳气，防病先除湿

南方夏季潮湿多雨，最易为湿热所困

什么是湿热？就是热与湿同时存在，就像夏季的桑拿天，湿热交蒸，又热又闷，让人喘不过气来的那种；又像是被大雨淋过后又被大太阳晒过的草垛子一样，外面不怎么湿，里面不仅湿度高，温度也很高，时间久了还会冒出热气，发出难闻的臭味，草也慢慢腐朽。

南方长夏高温多雨，最应防湿热

夏季，特别是夏末秋初的长夏期间，南方不仅天气热，而且雨水也很多，连绵的阴雨使空气中湿度特别高，就如同在一个大蒸锅中，"湿"与"热"就成为这个时节的主气。祛湿热也就成了南方长夏的养生重点，《理虚元鉴》中就特别指出"长夏防湿"。

脾喜干燥，贪凉会助长体内湿气

身体的五脏中，脾负责运化水湿，它最大的特性是喜燥恶湿，若我们体内的水湿过多，脾脏劳累过度，自然就会工作不利，湿浊之气无法运化，就容易留在体内。

所以女性朋友要想方设法为脾脏减轻工作负担，如饮食上要少吃冰镇水果和冷饮，少吃生冷寒凉黏腻的食物；生活中要注意少待在空调环境下，晚上开空调睡觉时，不要穿吊带衫、裙，避免被子滑落，使脖子、肩膀、腿等部位长时间暴露在低温环境下，造成关节受凉蕴湿。

湿热可防可调

南方女性中湿热体质频见，其中气候固然占了很大一部分原因，但自身的饮食、生活习惯等因素的影响才是决定性的。即使你身处北方干燥的气候中，也不要觉得湿热就与自己无关。只要你通过饮食和生活习惯调理好自己的脾胃与身体，那么湿热也是可防可调的。

生活中注意远离各种易沾染湿气的习惯；饮食上，适当吃些容易消化的粥类，多喝些有排湿作用的汤水，吃凉拌菜时适当加入一些生姜、大葱、大蒜等热性的调味料等。

养好脾胃，防治湿热不用愁

在身体各脏器中，脾胃处于中心，并连接各处，是五脏六腑的交通枢纽，也是人体气血生化的源头和赖以生存的"水谷之海"。中医对于脾胃的地位与作用早有深刻认识，历来有"肾为先天之本，脾为后天之本"的说法。

《黄帝内经·灵枢·百病始生》说："风雨寒热，不得虚，邪不能独伤人。"《脾胃论》说："百病皆由脾胃衰而生。"又说："治脾胃即可以安五脏。"这些中医名言都是在告诉女性朋友，只要脾胃功能强健、正气不虚，人体就不易受外邪所扰，保持身体的强健；反之，脾胃一旦受损，影响的将是身体各个脏器的运转。

饮食不当伤脾胃，湿热自内生

体内湿热产生的原因是多方面的，但正如有外因就有内因，我们脾胃的功能状态才是湿热产生的决定性因素。

人如果饮食没有忌讳，喜欢吃生冷、肥腻之物，或是饮食无度、暴饮暴食，或是过度减肥，使体内阳气受损，导致脾胃虚弱，运化功能受到影响，那么一旦碰上外邪作怪，我们的身体自然全无抵抗之力，使湿热内生。

养脾宜食"甘淡之味"

中医认为甘入脾，所以养脾宜多食"甘"。但要注意，这里所说的甘味，不仅指甜味，还包括淡味，如大米、小米、白面等就属于"淡味"。甘味食物具有滋养、补脾、缓急、润燥的作用，有帮助脾运化的作用。木耳、丝瓜、苹果、红枣等均属于甘味食物，在日常生活中不妨适当食用一些。

食后摩腹的养脾胃法

　　脾胃的健康与否，是决定湿热产生的内因，所以健脾养胃，养好我们的"后天之本"，保证体内正气足，才是避免湿热上身的关键。教大家一个日常保养脾胃的小方法。

做法　每顿饭后，将双手搓热，叠放于上腹部，按顺时针方向轻轻推摩，自上而下，自左而右，每次20～30圈。

功效　促进胃肠消化功能及腹腔血液循环。

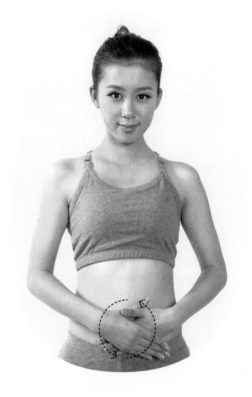

多动脚趾也可养脾胃

　　中医认为，人体的十个脚趾分别与脏腑相通，即大脚趾对应肺和大肠，二趾对应脾和胃，三趾对应心和小肠，四趾对应肝和胆，小趾对应肾和膀胱。所以刺激脚趾，能通过经络反射到相应的脏腑器官，从而有效调节脏腑功能，使其正常运行。平时不妨多做做用脚趾抓地或抓鞋底的动作，每次5分钟左右即可，可以两脚同时进行，也可分别进行，每天2～3次。

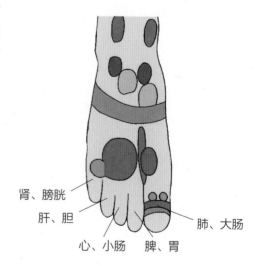

肾、膀胱
肝、胆
肺、大肠
心、小肠　　脾、胃

健脾胃祛湿热，常练"呼"字功

嘘、呵、呼、呬、吹、嘻，这六字诀是我国古代流传下来的一种吐纳养生法，最早见于陶弘景的《养性延命录》，药王孙思邈曾奉它为长寿之法，并每日练习。

呼气时用"嘘、呵、呼、呬、吹、嘻"六字不同的发音口型吐气，唇齿喉舌用力不同，给胸腹部造成不同压力，分别影响肝、心、脾、肺、肾、三焦，结合意念和动作屈伸开合，导引体内脏腑经络气血的运行，达到通经导滞、解毒散结、抵抗疾病侵袭、调整人体阴阳气血的功效。

养脾多做"呼"字功

六字诀中，"呼"（音 hū）字属土，可呼出脾胃之浊气，从而调理脾胃功能，起到健脾、治腹胀、腹泻、消肿等作用。

地点　练习"呼"字功，最好选择一个空气清新的地方。

口型　撮口为管状，舌放平用力前伸，微向上卷。

姿势　双脚分开直立，与肩同宽。两膝微屈，直腰拔背，含胸收腹，头正颈直，两手臂自然下垂，全身放松。

做法　首先用腹式呼吸（吸气时肚子有凸起的感觉，呼气时肚子有扁下去的感觉）调顺自己的呼吸，然后两手手心朝上，自小腹前提起至脐部，并口吐"呼"字，左手外旋上托（掌心朝上）至头顶，右手内旋下按（掌心朝下）至小腹前。呼气尽，开始吸气时，左臂内旋变为掌心向里，从面前下落，同时右臂回旋掌心向里上穿，两手在胸前交叉，左手在外，右手在里，两手内旋下按至腹前，自然垂于体侧。每次练习 6 次或 10 分钟左右。

作用　使整个腹腔形成较大幅度的舒缩运动，可促进肠胃蠕动，健脾和胃。

站站养生桩，补虚又健脾祛湿

站桩，即身体如木桩般站立不动，起源于古代的宗教仪式，如今是中国武术的一项训练、一种姿势，同时也是有效的健身手段，这种姿势能调动全身的气机，促进气血的流通，通过"内调"，即内部机理的调整来达到养生的功效。

站桩是对涌泉穴、承山穴的按揉

练习站桩时，脚跟要稍稍抬起，重心要落在脚掌前 1/3 处（即涌泉穴）上，使受力部位更多落于前脚掌、两腿前外侧和小腿肚子上。

其中，两腿前外侧受力，可使足阳明胃经受到更多的刺激，起到促进人体气血通畅的功效；而小腿肚子所受的力，正好作用于承山穴上，相当于是给承山穴做了一次按揉，无形中也起到了祛除湿气的作用。

养生桩站法

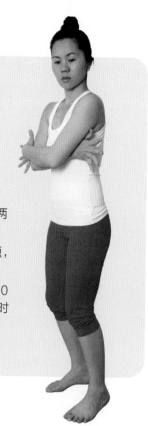

做法

1. 两脚张开与肩同宽，脚跟略抬，双膝略屈，以膝盖不超过脚尖为准；两臂弯曲交叉环抱；两手五指自然张开；然后放松全身。

2. 两眼视正前方，略低一点儿；放空身心，静听体会自己的呼吸，排除杂念。

3. 当感到自己的掌心有一种酸麻的感觉，将胳膊举高或放低，高举时不过眉，放低时不过肚脐，同时两手可以左右调整位置。

功效 调整身心，从根本上消除阳虚所导致的身心问题，健脾祛湿。

注意 站桩时间不宜过长，要循序渐进，初学者站 10 分钟即可，之后可以渐渐加长至 30 分钟。若时间充裕，可加长至 1 个小时左右，但不宜更长。

荷叶除湿茶，祛痘塑身段

很多人都有这样的体会：一个本来很瘦的人，因为吃药却发胖了，甚至莫名其妙地就胖了很多，或是脸上出了很多的小痘痘。这些情况，往往都与体内的湿热有关。

湿热导致胃强脾弱

湿热型的女性胃口比较好，因为胃有湿热，功能亢进，人的饭量大增，而胃纳过旺，加重脾运化的负担，脾的运化能力减弱，不能将食物的营养有效吸收，就会停滞在人体内化成内湿储存起来，而脾的运化功能减弱，使得"水湿内停"更加重身体的不适，这样的女性看起来肥胖、笨拙，脸色也不好看，晦暗或长痘、长斑等，而舌质偏红、舌苔黄腻就是湿热体质的特征。

所以脾虚易致肥胖，而湿热型肥胖更是肥胖中比较难治的，不仅要健脾胃、除湿热，还要消脂，可以通过多运动，或多吃薏米、赤小豆、决明子等清利湿热的食物来达到目的。

荷叶除湿茶 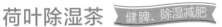 健脾、除湿减肥

材料 干荷叶 8 克，冬瓜皮 10 克，枸杞 15 克。

做法 将所有材料择洗干净，放入茶壶，冲入沸水，浸泡 30 ~ 60 秒后倒去茶汤，再冲入沸水，闷 5 分钟即可饮用。

功效 分解脂肪、消除便秘、利尿，不仅健脾胃、解暑湿，而且降脂减肥。

注意 孕妇慎用。

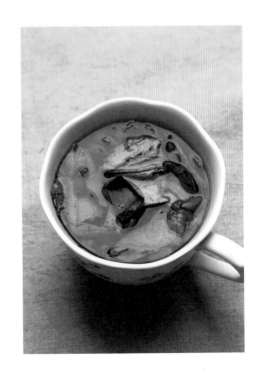

1
湿邪最损女人阳气，防病先除湿

是蔬菜又是良药，健脾化湿用扁豆

扁豆又叫娥眉豆，被称为"豆中之王"，乃健脾之物。

扁豆可健脾化湿

中医认为，扁豆性平味甘入脾胃经，且气清香而不窜，性温和而色微黄，与脾性最合，有健脾、和中、益气、化湿、消暑之功效，是一味补脾而不滋腻，除湿而不燥烈的健脾化湿良药，主治脾虚有湿、体倦乏力、少食便溏、水肿。

另外，扁豆的营养成分相当丰富，包括蛋白质、脂肪、糖类、钙、磷、铁、多种维生素及食物纤维等，扁豆角的 B 族维生素含量特别丰富。扁豆为药食同源的蔬菜，其嫩荚是蔬菜，种子可入药。

扁豆角最适合长夏吃

中医把立秋到秋分这段时间叫"长夏"。这一时期的特点是雨水较多，暑热夹湿、脾胃受困，常会觉得食欲不振、胸闷腹胀、困倦乏力。扁豆角气味清香、健脾助消化，最适合这一时期吃。新鲜嫩绿的扁豆角煮熟煮透后，加些醋和蒜凉拌食用，不仅可以祛湿健脾，还有助消化、增食欲的作用。

扁豆种子适合煮粥

扁豆种子有黑白之分，黑的叫"鹊豆"，白的叫"白扁豆"或"杨岸豆"。其中白扁豆适合脾胃虚弱的女性食用，不仅富含蛋白质、脂肪、糖类、钙、磷、铁等多种维生素及食物纤维，补脾除湿的效果也很好。且因碳水化合物含量低，糖尿病患者也可放心食用。

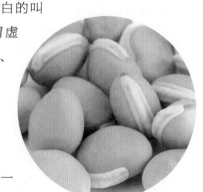

扁豆吃法多样，煲汤、煮粥、熟食都不错，但要注意扁豆不易熟，制作时最好用高压锅压一下，或是提前泡一晚，烹调时会更容易软烂。

寒湿 怕冷，大便不成形

防寒湿，夏季与冬季一样重要

寒湿为阴邪，包括外感寒湿和内生寒湿两个方面。外感寒湿是受外界寒湿邪气的侵袭而致；内感寒湿则是脾胃阳虚，又受饮食生冷的侵扰，湿邪难于运化而致。

现代人夏季受寒者多于中暑者

寒湿多见于冬天，尤其是大雪天、阴雨天气影响更大，而南方因为湿气重，阴冷的冬天比北方的冬天更令人难受。但现在，寒湿的困扰早已不局限于冬天，甚至夏季人们受到的寒湿困扰还要多于中暑，尤其是夏秋之交的七八月间，因雨水较多，所以寒湿伤人更为严重。

此外，闷热的夏季，人们往往会贪吃冷饮及生凉的瓜果蔬菜，长时间开空调和电扇，这些做法使人体的排汗、排热的方式受到了限制，就会使寒湿侵袭并停留聚焦在体内，出现大便稀、食欲差等受寒的不适症状。

年少轻装的爱美女性最需防寒湿

年轻女性都爱美，为了保持形象和完美的身材，寒冷的冬季也穿得很少；到了闷热的夏季，这些爱美人士就更是各种薄、透、露，进入空调房后，暴露的皮肤就会很快成为寒湿的领地。

寒湿进入女性身体有五大通道

颈肩的"大椎穴"

大椎穴属督脉，位于后颈部下端，是督脉、手足三阳经、阳维脉之会，号称"诸阳之会"和"阳脉之海"。日常活动中，寒湿很容易从大椎穴进入人体，引起肩颈酸痛、肩周炎、颈椎病等不适。因此，整天在空调房中工作和生活，要注意保护好自己的颈部。

腰部的"命门穴"

命门穴属督脉，位于人体腰背正中线上，正好和肚脐相对。从此穴进入人体的"寒湿"容易引起腰酸背痛、腰膝酸软、肾虚等不适，所以，平时一定要注意腰部的保暖。

脚底的"涌泉穴"

涌泉穴为肾经经脉的第一穴，位于足底部，可散热生气。脚部的脂肪含量少，又距离心脏最远，所以极易受到寒邪侵袭。寒湿从脚底进入人体后，易向上流动，引起关节酸痛、风湿关节炎等不适。没事常搓脚底，可以防止寒湿从脚下生。

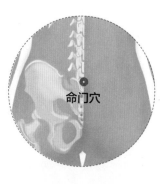

命门穴

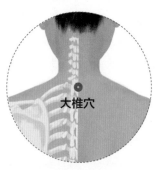

大椎穴

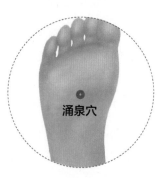

涌泉穴

前胸的"膻中穴"

肚脐的"神阙穴"

膻中穴属任脉，在体前正中线上，两乳头连线的中点。此处若受寒湿侵袭最易引起胸痹心痛、心悸、乳腺肿痛、乳腺管道阻塞等病症。因此，平时可经常对膻中穴进行按揉，以防寒湿所扰。

神阙属任脉，别称脐中，位于肚脐中央部位。寒湿从神阙穴进入人体后，最容易在盆腔部位存积，对女性的伤害尤其大，易引发月经不调、痛经、妇科炎症、子宫肌瘤、卵巢囊肿、不孕不育等疾病。女性平时一定要注意肚脐部位保暖，以防寒湿侵入。

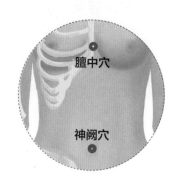

膻中穴

神阙穴

寒湿则血凝，血凝则痛

如同自然界的河流一样，人体内气血的运动也需要温度，而且它对温度的要求还很高。温度过低，河流会冰封；温度过高，水分会蒸发。只有不寒不热时，它才能正常运行。所以《黄帝内经·素问·调经论》认为："血气者，喜温而恶寒，寒则泣（涩）而不行，温则消而去之。"

人是哺乳动物，体温是恒定的，在这个特定的范围内，人体的各项机能可得以正常运转。当温度过高或者过低时，人体机能就会受到影响。

起鸡皮疙瘩是因为皮肤受寒收缩

寒主收引，举个形象的例子，比如生活中受了寒会出现一种现象，就是浑身起"鸡皮疙瘩"。"鸡皮疙瘩"就是体表肌肤收缩的结果。遇到寒冷时，"鸡皮疙瘩"有利于缩小毛发和皮肤间的间隙，减少热量散出。

如果寒邪进一步侵入人体内部，经络也会随之收缩。人在大冷天手脚会冻得麻木，就是这个原因。如果寒邪入了血脉，血液就会凝滞，经脉就会不通。"不通则痛"，机体某部位就会出现疼痛感。如膝盖受寒疼痛时，在这个部位做做热敷，痛感会减轻或消失，就是因为高温使凝滞的气血重新流动起来。

流水不腐，血得温则行，通则不痛

通，是指气血精津液沿着各自的经络脉道正常运行至全身而无阻滞，濡养五脏六腑，使人感到精力充沛，精神饱满，感受不到痛苦。而如果经络这些小管道某一处不通，气血瘀滞，不能流通，立刻会影响到整部机器的正常运转。

"流水不腐"的道理人尽皆知，自然界的河流如果不流动，就会变成一潭死水，滋生细菌，散发恶臭。人体内的气血也如同自然界的河流，运行有序，不受阻滞而流速平稳时，人体才能健康，不受疾病困扰。一旦瘀堵，不能及时疏通，久而久之就会形成体内蕴毒，使人产生疼痛感。

体内寒湿时间长了，身体就容易出现"凝"的现象，也即气血循环受阻、新陈代谢变慢；身体容易酸、痛，浑身不舒服。"瘀"的时间长易出现阻塞，身体易酸痛，麻木，胀痛，浑身不舒服，疏通过程中，痧点全是黑紫色的。

脾胃气血充足
是女性祛寒湿的根本

护好神阙，将寒湿拒之身外

前边我们已经说了，神阙穴是寒湿进入女性身体的五大主要通道之一。

神阙穴是人体生命最隐秘、最关键的要害穴窍，也是人体的长寿大穴。何为神？神即变化莫测，是心灵的生命力。何为阙？阙就是要害处，是人体这座城池的大门。神阙位于肚脐处，是人为胎儿时，通过脐带连接母体以获得营养的通道，使胎儿得以逐渐发育，所以又有"命蒂"之称。就如连着瓜秧和瓜果的瓜蒂一样，没了它，哪里还有瓜吃呢？

人体先天的强弱与神阙穴密切相关，同时神阙穴又向内连接着人身的真气真阳，能大补阳气，因而又有"先天之本源，生命之根蒂"的称号。

脐为五脏六腑之本

神阙穴（肚脐）有任、带、冲三脉通过，联系五脏六腑，是调整脏腑、平衡阴阳的枢纽，经常按摩神阙穴，能调和脾胃、益气养血、温通元阳、复苏固脱，具有良好的养生保健作用，古人因此有"脐为五脏六腑之本""元气归脏之根"的说法。如果各部气血阴阳发生异常变化，可以借刺激神阙穴来调整全身，达到"阴平阳秘，精神乃治"的状态。

生活中要注意脐部的保暖，很多年轻女性喜欢穿露脐装，虽然漂亮，但对身体危害很大——不仅会影响自己的经期，而且容易导致痛经，甚至影响子宫的结构功能。

按揉承山穴，振阳又排湿

承山穴，为足太阳膀胱经上的重要穴位，膀胱经主人体一身之阳气。"承"，即承载；"山"，即土堆积起来的，在这里指人体。承山，顾名思义，也即承受人体这一座山的重量。

承山穴，祛湿的好穴位

当人站着的时候，位于小腿肚上的承山穴是最直接的受力点，是全身承受压力最多的筋、骨、肉的集结之处；同时，承山穴又是人体阳气最盛的经脉（膀胱经）的枢纽，所以，它能通过振奋太阳膀胱经的阳气，排出人体湿气，可以说是祛湿气的最好穴位。你可以按一按自己的承山穴，看看是否有酸胀痛感呢？如果有，那就说明你体内有湿。再如，游泳时，人的小腿肚子会抽筋，其原因也是因为在水里感受了寒湿之邪，这时只要赶紧揉一揉承山，抽筋的症状就会缓解或者消失。

按揉承山穴

取穴 承山穴在小腿肚下方正中，这里的肌肉被分成"人"字形，承山穴就在人字中间。在找穴时，最好采取俯卧位或坐位，上提脚跟，并将脚尖向小腿肚的方向绷直，同时小腿用力绷紧，此时可以看到小腿后面的肌肉凸起，在这块肌肉的下方，你会摸到一个尖角凹陷，点按时有酸痛感，这里便是承山穴。

方法 用大拇指、食指或中指点按在承山穴，由轻到重，力量均匀，每天可点按 1 ~ 2 次，每次 10 ~ 20 分钟。

功效 运行经气，调整经络，祛除湿气。

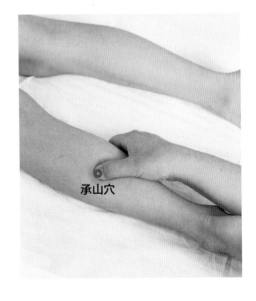

承山穴

艾叶泡脚也可祛寒湿

艾叶在我国民间历来应用十分广泛，它可以用来养生治病，也可以用来充饥。用艾叶泡脚，不仅可以祛除女性体内的寒湿、疏通经络，还具有抗菌、抗病毒、平喘、镇咳、祛痰、增强免疫功能等多种作用。

艾叶所含挥发油可发汗理气

艾叶中含有0.18% ~ 1.00%的挥发油，不仅有发汗、理气的效果，还有止痛、抑菌等作用，可以祛除女性体内的寒湿。

艾叶泡脚改善血液循环

从现代医学角度来看，脚位于人体的最下端，离心脏的位置最远，血液循环功能偏弱，且足部皮下脂肪少，保暖能力差，温度往往低于人体的正常温度，艾叶泡脚可使脚部的血液循环更畅通，便于湿寒的排出。因而，用艾叶泡脚祛寒湿，可以起到事半功倍的效果。

艾叶小档案

性　　味：辛、苦，温；有小毒。
归　　经：归肝、脾、肾经。
功能主治：散寒止痛，温经止血。
所含成分：挥发油、鞣质、黄酮、醇、多糖、微量元素及其他有机成分等。
忌用人群：阴虚血热者。

材料　艾叶1小把（1/4根艾条）。

用具　木盆或木桶，最好不要用金属盆和塑料盆，以免有效成分损失。

做法　艾叶（或艾条）撕碎后放入泡脚桶中，倒入滚开的水，待艾叶泡开后，兑入适量的清水，调至自己能接受的温度（40 ~ 42摄氏度），即可开始泡脚。

功效　改善脚部血液循环，减少体内代谢产物的堆积。

浸泡时间　以泡至全身微微出汗为度。

浸泡次数　每天1次，睡前为宜，寒湿较轻者一般连续浸泡2 ~ 3天即可；体寒湿重的人，建议每天浸泡1次，同时喝1杯生姜红枣水，可帮助祛寒又不至于泻气。

女人30+ 祛湿胖、补脾胃、更年轻

陈皮赤小豆汤，养心补血又祛湿

赤小豆性平，味甘、酸，归心、脾、小肠经，本身热量不高，富含钾、镁、磷、锌、硒等活性成分，是典型的高钾食物。

心之谷，养心又养血

赤小豆有行血补血、健脾祛湿的功效。赤小豆色红，五色配五脏，红色入心，最是补心，李时珍称之为"心之谷"。

赤小豆富含铁质，煮熟后会变得非常柔软，而且有着不同寻常的甜味，非常适合心血不足、体内有寒湿怕冷的女性食用。

利水利尿，最是除湿

中医认为，赤小豆，性善下行，专利下身之水，有利尿消肿的作用。从现代营养学的角度来说，赤小豆含有丰富的钾和皂角苷，有良好的利尿作用，能解酒、解毒，对心脏病和肾病、水肿有益。赤小豆可以和多种食材一起搭配食用，如薏米、山药、鲤鱼、陈皮等，均有较好的除湿功效。

陈皮赤小豆汤 清热利湿

材料 赤小豆50克，陈皮2克。

做法 赤小豆浸泡一夜，陈皮用温水泡软，用小刀刮去白瓤。两者一起加水2 000毫升，大火煮至赤小豆开花，小火煮1小时左右即可。也可直接放入电饭煲中煮汤即可。可直接饮用，也可加入蜂蜜饮用。

功效 赤小豆补心、消水肿，陈皮理气开胃。陈皮中和了赤小豆的甜腻之感，有淡淡的芳香之气，不仅清热利湿，还有很好的养心、养脾胃的作用。

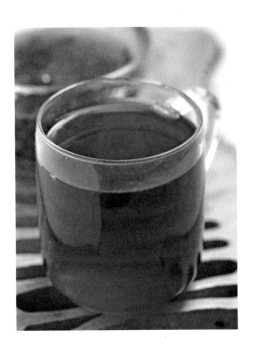

1 湿邪最损女人阳气，防病先除湿

姜红茶，温阳祛湿的好饮品

生姜，又称为百辣云、鲜生姜，为姜科植物姜的根茎，其外形扁平，肉质肥厚，有芳香和辛辣味。生姜既可食用鲜品，也可食用干品，是一种极为重要的日常烹饪作料，与葱和蒜并称为"三大作料"，一般很少作为单独蔬菜食用。

生姜可活血散寒、驱寒湿

生姜性温而味辛，内含多种活性成分，具有祛湿活血、暖胃散寒、解毒止呕的作用，还能消除体内垃圾，有益于身体健康。生姜中含有丰富的姜辣素，有发热散寒、温中健胃的功效，驱寒除湿的效果优良。

生姜中所含的姜烯可以保护胃黏膜细胞，并增加胃液的分泌，促进肠道的蠕动，提高食欲，增强消化吸收的能力。

暖胃红茶，最宜冬天饮用

红茶汤色红艳，香甜味醇，且其中富含茶黄素、茶红素等多种营养成分，有促进胃肠蠕动、促消化、增进食欲的功效，同时还有很好的利尿、消除水肿并强化心脏功能的作用；再加上其性味偏温，很适合冬天饮用。

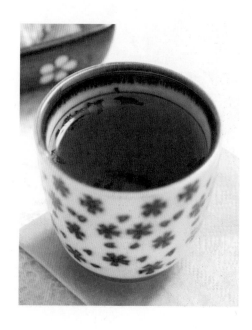

姜红茶 升温祛湿

材料 生姜 20 克，红茶 5 克，红糖 25 克。

做法 三者一起放入杯内，加 500 毫升开水冲泡，加盖闷 10 分钟即可饮用。

功效 红茶、生姜、红糖都属于热性食品，三者一起泡茶饮用，可促进血液循环，增强身体代谢机能，从而暖体升温。

注意 此茶最适宜在早上喝，女性冬季经期前后每天喝上 1～2 杯，不仅可以暖上一整天，也有助于缓解痛经。

花椒除寒湿，散寒又通气

花椒，一种常用香料，可去除各种肉类的腥气，同时还有促进唾液分泌、增强食欲、扩张血管的作用。

花椒可温中散寒、除寒湿

中医认为，花椒性温味辛，有通经活络、温中散寒、健胃除湿、理气止痛、活血散瘀等功效，它可以祛除身体里的湿气，尤其是寒湿。花椒籽能利水，祛湿作用更强，吃花椒籽有助于消除水肿。

花椒对于祛除下焦寒湿有很好的功效，女性宫寒（白带多而清、稀，长期性痛经）或受凉腹痛时，以及肠胃虚寒、慢性腹泻者，都可以通过食用花椒来改善不适的状况。如可以在姜枣茶里加上几粒花椒一起煮，不仅祛寒湿的效果更强，而且能止腹痛。

需要注意的是，花椒味辛，阴虚火旺的人不能多吃，因此我在这里推荐一个更好的办法，做成花椒酒外用，对于改善各种关节问题尤为合适。

花椒酒　缓解宫寒性痛经

做法　取花椒 50 克，倒入 250 毫升的白酒（55 度）浸泡。若是整粒的花椒，需浸泡 1 周后再使用；若是花椒粉，则浸泡 1 ~ 2 天即可。

用法　取适量花椒酒擦在腹部，用手上下来回搓揉，搓热后焐上热水袋，或是用艾条熏一下，效果会更好。

功效　温中散寒，除六腑寒冷，并通血脉、调关节、暖腹，最适用于腹痛、腰痛、膝关节肿痛、肩周炎等症状。

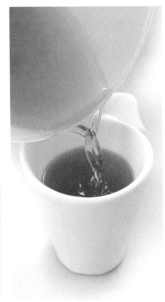

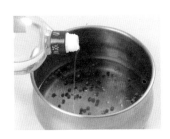
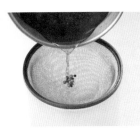

风湿 骨关节、肌肉的疼痛

春时防风，守合谷、太冲

《黄帝内经·素问·风论》曰："风者，百病之长也，至其变化，乃为他病也。"《素问·骨空论》也提到："风者，百病之始也。"风邪为六淫病邪的主要致病因素，是外感六淫之首，凡寒、湿、燥、热诸邪多依附于风而侵袭人体，如外感风寒、风热、风湿等，所以风邪常为外邪致病的先导。

风为春季主气，须重点防范

春天防病，首当防风。风邪终年皆有，四季皆可伤人，但为春季之主气，因此多风的春天更要防止风邪侵袭人体；且风性善动，无处不到，变化多端，与人体表接触的机会最多，进而引起各种疾病。

"虚邪贼风，避之有时。"避之有时，是说要及时躲避自然界能使人致病的风邪，注意防风避风，不要因为天气回暖就很快脱衣，应随天气状况适时增减衣物，预防"倒春寒"；迅疾、猛烈的过堂风最易使人致病，故不宜在过堂风中久留，更不能在此处睡眠；同时白天可适当通风，但夜间一定要关好门窗，以防虚邪贼风侵入。

把住人体生命的关口

手上的两个合谷穴与脚上的两个太冲穴都是人体的重要保健穴位，合称为"四关穴"，意即人体生命的关口。

合谷穴、太冲穴的配伍之所以被称为四关穴，是因为合谷、太冲分别为手阳明大肠经、足厥阴肝经的原穴。所谓原穴，是人体生命活动的原动力，通过三焦运行于脏腑，为十二经脉之根本，是调整人体气化功能的要穴。

"面口合谷收"

"面口合谷收"是中医"四总穴歌"中的一句。所谓面口合谷收，是指合谷能祛除头面部的疾患（但不是唯一的）。只要按摩合谷穴，就可以使合谷穴所属的大肠经经脉循行之处的组织和器官疾病减轻或消除。

春季多风，被风吹后出现头痛或轻度的感冒，可赶紧按摩一下合谷、太阳和风池穴，对减轻症状有帮助。

此外，出现面部神经麻痹、口眼歪斜、牙齿牙龈疼痛、咽喉肿痛、三叉神经痛、眼睛疲劳等症状时，都能用按摩合谷穴或在合谷穴拔罐来进行治疗和预防。脑血管患者，还可以配合揉搓按摩脚部的涌泉穴和太冲穴。

防风护肝找太冲

太冲，太，大也；冲，冲射之状也；太冲，指肝经的水湿风气在此向上冲行。本穴物质为行间穴传来的水湿风气，至本穴后因受热而胀散化为急风冲散穴外，故名。

太冲穴是肝经的原穴和腧穴，也是肝经的火穴，因为按揉此穴，可以把肝气肝火消散掉，就好比人体的出气筒，人体的郁结之气从这里最大限度地冲出去。所以，当出现头痛、眩晕、目赤肿痛等头面不适，都可以通过按摩太冲穴来加以改善。

合谷穴	太冲穴
合谷穴位于第一、二掌骨之间，也就是"虎口"。	太冲穴位于足背第一、二跖骨之间。

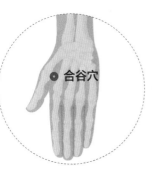

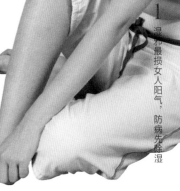

夏季不贪凉，重点护好膝关节

风湿与寒湿总喜欢在寒凉、潮湿的环境中侵入人体，因此女性朋友平时注意防范风寒、潮湿的入侵非常重要，身体虚弱的时候更应注意。

夏季保护膝关节势在必行

夏季天气炎热，酷暑难当时，不可睡在当风之处，或者露宿过夜，以免风寒乘毛孔开放之虚而入；避免在潮湿处睡卧，以免湿气上身；不要出汗后对着风吹和洗凉水浴，以防风、湿、寒三邪气对膝关节的侵害；不宜席地而卧（尤其是水泥地及砖石之地），以防凉气侵入经脉，影响筋骨；出入空调房，注意随着室内外温度的差异，随时增减衣物；尤其是炎夏分娩的产妇，切勿在风对流之处睡眠，或睡中以风扇直接吹拂，因产后百脉空虚，自汗较多，感受风寒则容易成疾，受累一世。

女性尤其要保护膝关节

夏季室外高温，女性往往都穿得很轻薄，但是一进入空调房内，就会使皮肤直接接触寒气，给寒气侵袭膝关节的机会，因此，年轻女性尤其要注意室内对膝关节的保护。

此外，女性朋友都喜欢穿高跟鞋，长时间穿着高跟鞋易造成膝部肌肉处于紧绷状态，使膝关节健康受损。

更年期女性，内分泌容易失调，骨骼对钙质的吸收会大大减弱，这个时间段的女性朋友最容易发生骨质疏松和膝关节损伤。

静力收缩训练，稳定关节

日常生活中，经常坚持做双侧股四肌等收缩的静力训练，对于保护膝关节和防治关节炎都是很有好处的。

取卧姿或坐姿，双腿伸直，脚尖前伸，用力绷紧大腿上方肌肉群，持续 10 ~ 20 秒，放松 5 ~ 10 秒；重复 20 ~ 30 遍；每日 4 ~ 5 次。做 3 周就有效。

此外，每日坚持 30 分钟的步行，坚持经常按摩双腿，也都是保护膝关节、防治关节炎的好方法。

用生姜改善关节不适

生姜祛寒湿的功效优良，对于关节疼痛、红肿等风湿病症也有较好的疗效，而且用法多样。

生姜末外敷

做法 生姜适量，干净纱布一块，保鲜膜。

做法 生姜洗净后擦成碎末，将姜末放置在纱布中并覆在膝盖上，用准备好的保鲜膜包裹好膝盖。每次敷用30分钟左右，每2～3天敷1次即可。

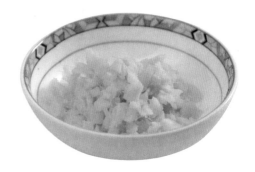

生姜高粱酒

做法 高粱酒1000毫升，老姜500克。

做法 老姜洗净后，剁成姜末，用高粱酒浸泡半个月左右。

用法 取两条毛巾放入生姜高粱酒中浸泡24小时后取出，把毛巾绞干，也可放在太阳下晒干，然后把毛巾绑敷在患处，两条毛巾轮流使用即可。

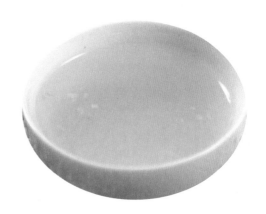

生姜小棉垫

做法 生姜、棉花各适量，棉布一块。

做法 生姜洗净后挤榨成汁，棉花放在姜汁中完全浸湿后，取出稍稍挤压一下，放到太阳下晾晒至干。晒好的姜汁棉花用布包好，缝成小棉垫备用。

用法 关节疼痛时，就将小布垫缝在疼痛部位的贴身衣服里面，穿在身上半个月后，换一个新的。使用时，也可以在姜汁棉垫外面焐上热水袋，效果会更好。

湿邪最损女人阳气，防病先除湿

关节红肿灼热，饮食忌辛辣刺激

因风湿侵袭，患上风湿、类风湿性疾病后，要注意饮食上的调理，尤其是风湿活跃期、关节红肿痛时，更要注意自己的饮食，以免病情加重。

忌过食辛热燥火、刺激性的食物

辣椒、芥末、大蒜、葱姜、桂皮、羊肉、酒等辛热食物，偶尔少量食用可以防湿祛湿，但过量食用则适得其反，尤其是类风湿病患者。因为过多的辣椒素可以和人体内的抗体结合成免疫复合物，沉积在关节周围，释放出引起疼痛的化学物质，使关节炎加剧；同时，还会剧烈刺激胃肠黏膜，使其高度充血、蠕动加快，引起胃疼、腹痛、腹泻等胃肠不适。

忌多食高脂肪、高胆固醇类食物

脂肪在体内氧化过程中，会产生酮体酸类、花生四烯酸代谢产物和炎症介质等，可抑制 T 淋巴细胞功能，易引起或加重关节疼痛、肿胀、骨质脱钙疏松与关节破坏。因此要少吃肥肉、油炸食品等高脂肪、高胆固醇食物，且日常做菜、煲汤时也不宜放油过多。

忌多食海鲜类食物

海带、海参、海鱼、海虾等海产品中含有尿酸，人体吸收后会在关节中形成尿酸盐结晶，加重关节不适的症状，因此不宜过多食用。

忌饮食过酸、过咸、过甜

酸性食物摄入过多，超过体内正常的酸碱度值，则会使乳酸分泌增多，且消耗体内一定量的钙、镁等离子，而加重症状；饮食过咸，多食咸菜、咸蛋、咸鱼等高盐食物，会使体内钠离子增多，而加重患者的症状；治疗类风湿性关节炎常选用糖皮质激素，导致糖代谢障碍，血糖增高，饮食若再过甜，会更易加重这一症状。

建议风湿病患者的饮食应以清淡和易消化食物为主，一方面可以增加食欲，另一方面还能减轻胃肠负担，增强抗病能力。

止痛、祛风湿的穴位按摩法

以中医的脏腑、经络学说为理论基础，通过按摩手法作用于人体体表的特定部位，从而促进人体生理状况，促进血液循环，进而祛除风湿，从而改善风湿疼痛。

按摩肾俞穴

取穴 两侧肩胛骨下缘的连线与脊柱相交处为第 7 胸椎，往下数 7 个凸起的骨性标志，在其棘突之下旁开 1.5 寸处即肾俞穴。

方法 两手搓热后，用拇指按摩肾俞穴 50 ~ 60 次，两侧同时或交替进行。

功效 增加肾脏的血流量，改善肾功能，缓解肾虚所致的腰腿痛。

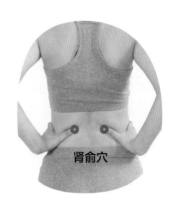

肾俞穴

按压委中穴

取穴 膝盖后面凹陷中央的腘横纹的中点即委中穴。

方法 用拇指端按压委中穴，以稍感酸痛为度，一压一松为 1 次，连做 10 ~ 20 次。

功效 有较好的镇痛作用。

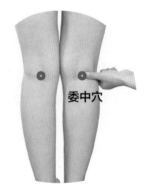

委中穴

按压环跳穴

取穴 站直，臀部用力，其最深的地方中央即环跳穴。

方法 拇指弯曲，用拇指关节用力按压环跳穴 1 ~ 3 分钟，以有酸胀感为度。

功效 疏通气血，减轻气血瘀滞所致的腰腿疼痛。

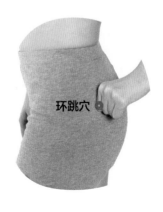

环跳穴

阴雨天多活动，不让症状加重

　　风湿最易侵犯关节、骨骼、肌肉及有关软组织或结缔组织，易出现关节发炎、红肿、疼痛等症状表现，尤其是在持续潮湿、阴冷的天气中，控制不好的患者最容易发病或加重症状。

巧运动，减轻天气的影响

　　一般来说，湿度大、温差大会影响血液的黏稠度，引起炎症发作。不过，如果您的关节炎控制得比较好的话，天气就不一定会影响。因此，低温阴雨天气出现的时候，风湿病患者更要注意做好保暖，同时也要适当地运动，以免血液运行变差，影响病情。

　　对患了风湿病的患者来说，锻炼时特别要注重关节的保护，并控制运动量，以免造成肩关节及其周围软组织的损伤。对关节有损害的运动，比如爬山等剧烈运动要避免。

随时可进行的上肢小运动

　　坐在椅子上，双臂前伸，手心朝下，然后双手同时向下、向外、向后做类似游泳划水的动作，或者双手同时缓慢向上、向外举高伸展，然后缓缓放下，重复 10~15 次，或以能负荷为度，每天可进行数次。

超简单的下肢小运动

　　取坐姿或卧姿，上身不动，双腿交叉伸直，用力向上抬腿，抬至椅子高度或 30~40 厘米，保持 10 秒后放下，重复 10~15 次，每天可进行数次。

　　风湿病患者开始运动时，应先在不引起疼痛的范围内进行；若感到关节或肌肉有僵硬感，可在运动前先做一做按摩，使关节和肌肉放松一些后再开始。

樱桃祛风除湿、减痛消肿

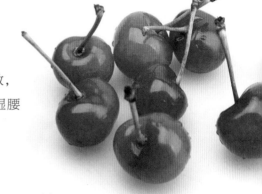

樱桃性温，味甘，归脾、胃、肾经，全身皆可入药，有祛风除湿、消肿止痛、解表透疹、补中益气养血、收敛止泻等功效，对于四肢麻木、病后体虚、倦怠少食、风湿腰腿痛、贫血等均有一定的防治功效。

消炎止痛效果胜过阿司匹林

美国科学家研究发现，经常吃樱桃，有助于减轻疼痛，消除肿胀，非常有助于关节炎和痛风的防治。他们认为，樱桃中含有一些特殊物质，在治疗关节炎和痛风类炎症的效果上胜过阿司匹林，且使用简单，每天嚼食 20 粒樱桃即可达到治疗目的。

樱桃粥 祛风除湿、改善关节疼痛

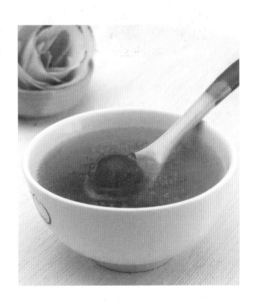

材料 樱桃 100 克，大米 100 克。

做法 樱桃洗净后榨汁；大米淘洗干净后入锅中煮粥，待粥熟时加入樱桃汁调匀，再煮开即可。

功效 祛风除湿，消肿止痛，可用于风湿性关节炎、类风湿性关节炎。

注意 樱桃性温热，热病及虚热咳嗽者忌食，溃疡、上火者慎食，糖尿病者忌食。

五加皮煲汤、熬粥，祛风湿止痛

五加皮，中药，为五加科植物细柱五加的干燥根皮，其性温，味辛、苦，归肝肾经，有祛风寒湿邪、利水祛湿、补肝肾、强筋骨等作用。

五加皮祛除风湿的效果很好，对此，李时珍在《本草纲目》中早有记载："（五加皮）治风湿痿痹、壮筋骨。"五加皮还有补肾的作用，关节冷痛兼有腰膝酸软的女性食用效果很好。

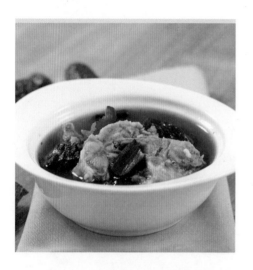

杜仲五加皮煲猪骨 驱寒强筋骨

材料 杜仲10克，五加皮5克，去核红枣3颗，猪脊骨400克，生姜3片。

做法 上几味分别洗净后，一起放到砂锅内，加清水2500毫升，大火滚沸后改小火煲约1.5小时，加盐调味即可。

功效 驱寒祛风助阳，强筋健骨益气。

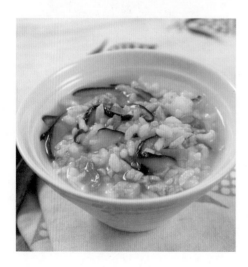

五加皮粥 补肝肾

材料 五加皮8克，大米50克，鲜香菇3朵，瘦肉50克，葱花、米酒、盐各少许。

做法 五加皮加1碗水中火煮成小半碗的药汁，大米加水、药汁煮成粥。鲜香菇切成丝，瘦肉剁末。炒锅加少许油爆香葱花，再加入香菇丝、瘦肉末，再调入适量米酒和盐，炒匀后与煮好的粥一起放入锅中焖5分钟即可。

功效 补肝肾，强筋骨，祛风湿。

米酒土鸡汤，滋补身体还可祛风湿

米酒，又叫酒酿、甜酒、江米酒。它是用糯米（又称江米）拌上酒酵（一种特殊的微生物酵母）酿制而成的一种甜米酒，其酿制工艺简单，口味香甜醇美，酒精含量极低，深受人们的喜爱。

米酒富含多种营养成分

米酒中含有十多种氨基酸，其中有 8 种是人体不能合成而又必需的。每升米酒中赖氨酸的含量比葡萄酒和啤酒要高出数倍，为世界上其他营养酒类中所罕见的。

补气养血的佳品

中医认为，米酒经过发酵，营养成分更易于为人体吸收，且有促进食欲、帮助消化、温寒补虚、促进血液环等功效，是中老年人、孕产妇和身体虚弱者补气养血之佳品。

米酒土鸡汤 祛除风湿、帮助消化

材料 土鸡半只，干黄花菜、干木耳各 20 克，花生 30 克，广东米酒、老姜片各适量。

做法

1. 土鸡洗净，取肉切薄片。鸡骨入锅加水，放入老姜，开火炖约 40 分钟。

2. 花生煮熟煮透，捞起连同除鸡肉片之外的所有食材，用开水稍微过一下水。

3. 鸡汤倒入锅中，开中火煲煮约 10 分钟，再放入鸡片，加适量米酒，中小火微煮 5 分钟，加盐调味即可。

功效 糯米酒能刺激消化腺的分泌，增进食欲，有助消化；与鸡肉一起炖汤，不仅味道醇浓鲜香，使鸡肉更细嫩，易于消化，补虚养生效果好，而且对祛除风湿也大有裨益。

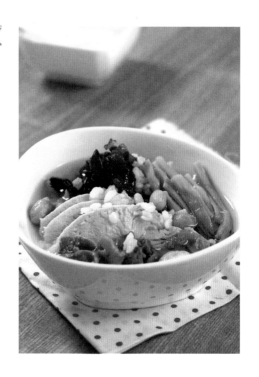

专题
中医说的痛症是怎么回事

中医学认为，脏腑、气血、精神等任何一个方面出现失衡或破坏，产生的难以忍受的苦楚，即疼痛，把这些以"疼痛"为主要症状的疾病总称为"痛症"。

痛症的主要症状

临床上痛症有多种表现，如胀痛、刺痛、冷痛、灼痛、绞痛、坠痛、隐痛、游走性疼痛、固定性疼痛等。

引起痛症的原因

寒邪凝滞：寒邪入侵经络，留滞在经络，使气凝滞，导致气血运行不畅，不通则会产生痛。

痰湿阻络：痰湿之邪入于经络，阻滞脉络，使气运行受阻不通则痛。

气虚血瘀：血的正常运行依靠气的推动，造成气虚时，气运无力，血行受到障碍，就会形成瘀血。瘀血阻滞，又会影响气行，形成恶性循环，经络不通则痛。

血虚失养：久病血虚或大失血后或气虚不能生血，都可能造成血虚之象。阴血不足，不能正常濡养脏腑经络细胞而导致出现虚痛症。

阳虚寒凝：阳气虚弱，阳虚生内寒，使脏腑经络失温，气血运行不畅，从而出现痛症。

阿是穴：调理痛症的特效"妙药"

阿是穴，又名不定穴、天应穴、压痛点。这类穴位一般都随病而定，多位于病变的附近，也可在与其距离较远的部位，没有固定的位置和名称。它的取穴方法就是以痛为腧，即人们常说的"有痛便是穴"。

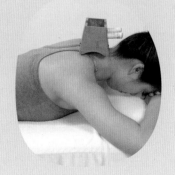

当身体感觉疼痛时，按摩或艾灸疼痛部位就可以达到止痛的效果，这就是阿是穴的妙处。

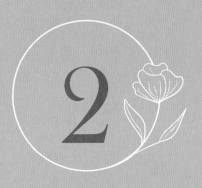

湿浊乘"虚"而入，
女人虚掉脾胃也就输了健康

脾胃强健，湿气不扰，女人不衰老

脾胃气血充盈，女性才能面如桃花

对于女性来说，美丽是一生的追求。每个女性都希望拥有动人的容颜、靓丽的肌肤及优雅的气质，从而能够自信地面对人生。为此，许多女性不惜大把花钱去购买高级护肤品，结果用后却收效不大，皮肤还是发黄干枯，皱纹依然在滋生。其实，这是她们不懂治病要治本的道理，不懂得从源头上，也就是从保养脾胃上来解决皮肤干枯发黄、皱纹滋生的问题。

脾胃不足对女性有哪些影响

脾胃化生的气血不足或体内耗损过多，常会引起气血亏虚、气血瘀滞，以致皮肤缺乏气血的滋润，出现各种皮肤问题。气血亏虚，会出现面部苍白，头发枯黄、脱落，眼睑下垂，精神萎靡，头晕眼花，疲倦乏力的症状。气血运行不通畅，皮肤代谢的废物无法顺利排出，肤色就显得暗沉，眼圈发黑，并且易滋生斑点、痤疮。所以，用涂涂抹抹的方法美容养颜，只治标不治本。

气血是否充盈，决定着面部肌肤的状态

中医认为，女子以血为本。人体内在的气血是否充盈，往往决定了面容肌肤的状态，如果体内气血亏虚，就会使女性面色苍白、憔悴、皱纹增多，面容就会加快衰老速度。只有体内气血充足，皮肤才会红润，面部肌肤才会有光泽。因此，女性要想保持皮肤红润、有光泽，养血健脾很关键。

养好脾和胃，脸上色斑不见了

有些女性朋友，到了三四十岁，身体功能开始呈现下降的状态，吃睡都不舒服，还容易发胖、长斑。

调脾胃、补气血，能有效祛除色斑

有位女性朋友将近 40 岁，以前皮肤白净漂亮，近一两年脸上忽然开始长斑，抹什么都不管用，越来越厉害，就整天戴着大口罩。后来她找到我，我给她开出了苓桂术甘汤。此方源自《伤寒论》，由茯苓、桂枝、白术、炙甘草组成，可以调节脾胃。同时我让她戒辛辣、冰冷食物，配合按摩足三里穴。这样几个月后，她的色斑逐渐转淡，出门再也不用一直戴着大口罩了。这就是典型的脾胃虚弱导致的气血不调，如果不能有效、迅速地把浊物排出去，浊物停在皮肤里，就容易形成色斑。通过调理脾胃、补养气血，问题才得以有效解决。

杨力教授提示

中医提倡的自然美，到底是什么

一个人的容颜美丽与否，长相倒在其次。如果她整体给人的感觉是肤色红润、皮肤光洁，神采奕奕，她就很美。这种美是中医美容学里提倡的以人体气血充沛为基础的自然美。其中，皮肤红润、肌肉丰满、动作矫健，给人以外形上的美感；而精神愉快、思维敏捷、豁达乐观，则给人一种气质上的美感。

苓桂术甘汤 健脾护肤

材料 茯苓 10 克，桂枝 9 克，白术 9 克，炙甘草 6 克。

方法 以上四味药，以 1 000 毫升水煎煮至 500 毫升。

用法 每周服用 3～4 次。

功效 通阳化气，健脾利水。

注意 阴虚内热或津液亏耗燥渴便秘者，不宜服用。

茯苓
健脾宁心，渗湿利水

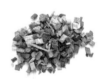

桂枝
健脾开胃

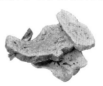

白术
补益脾气

炙甘草
补益脾气，调和诸药

2
湿浊乘「虚」而入，女人虚掉身体也就输了健康

59

当心湿寒伤脾，燥热伤胃

脾属阴脏，生理特点是喜燥恶湿、喜热怕寒。脾虚不运易生湿，湿盛又极易影响脾的运化功能，造成"湿困脾土"。现代人常食生冷寒凉的食物，会造成脾气虚弱、脾胃虚寒的现象。因此，保养脾脏要遵从醒脾、健脾、护脾、温脾的原则。

胃属阳脏，胃的生理特点是喜润恶燥、喜凉恶热。许多人饮食无节制，常吃辛辣、油腻刺激的食物，或者熬夜都会损伤胃阴。导致胃腑热气过盛，引起恶心、积滞、消化不良、便秘等现象。因此，保护胃腑应以清热、和胃为原则。

饮食方面如何健脾胃

饮食方面，除了节制饮食不要过量之外，还包括定时吃饭、细嚼慢咽、不偏食、饭前饭后半小时不要喝太多的水。粥是健脾的好帮手。用莲子、白扁豆与薏米煮粥食用，或者银耳、百合与糯米煮粥食用，或者山药、土茯苓与炒焦的粳米煮粥食用，都有健脾祛湿、清热的效果。晚饭 1 小时后吃一个水果，有利于健脾胃。

> **杨力教授提示**
>
> **简易有效的调养脾胃妙招**
>
> 中医认为，芳香之气有调养脾胃的功效。用薄荷、藿香、佩兰等芳香药材做成香包佩戴，可醒脾、健脾。以肚脐为中心，按顺时针方向用手掌摩擦腹部约 30 次，每天按摩 2～3 次，可以调顺脾胃、畅通经络、促进气血的化生。

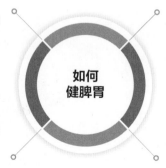

取生姜丝 30 克、山楂 20 克，用少许糖、醋拌食，可醒脾助消化

取鲜橘皮 10 克，打碎成细粒后用糖浸渍 20 分钟，再和入面粉制成糕点食用，可护脾和胃

如何健脾胃

取生蒜泥 10 克，用少许糖、醋拌食，不仅有醒脾开胃的功效，还能够预防肠道疾病

取红薯 100 克、生姜 3 片，加入适量蜂蜜同煮。吃红薯和生姜，并饮姜汤，有温脾和胃的效果

"黄脸婆"的背后都是"虚"在作祟

形容一个女性开始变老，变得不美丽，往往称她为"黄脸婆"。面色变黄是女性不美和不健康的开始。中国文字中形容病态的成语，大多离不开"黄"字。例如，"人老珠黄""面黄肌瘦"……可以说，面色黄是身体进入亚健康的开始。

女性衰老是从面色变黄开始的

中国人评价一个女性年老色衰时，常用"黄脸婆"来打比方，而女性衰老的典型特征就是从面色变得萎黄、无光泽开始。那为何是"黄脸婆"而不是"白脸婆"呢？这就和脾气有关。

中医的五行学说将五脏分别对应不同的颜色：脾为黄，肾为黑，心为红，肺为白，肝为青。

脾虚的女性肤色都会偏黄

中医认为，黄色是脾所主的颜色，脾虚的人肤色都会偏黄，但这种黄不是有光泽的黄，不是正常的黄皮肤的颜色，而是灰暗的黄色。这种情况若不能遏制，脾虚就会进一步发展，接下来就会变成肾虚。遵循中医"久病及肾"的理论，肤色会由黄色逐渐变为黑色。中医特别重视脾气，黄色或者脾气虚是个转折点，有"有脾气则生，无脾气则死"的理论。如果不在该转折点将脾虚遏制住，发展下去就会越来越重。

黄芪当归大枣汤 改善气色

材料 黄芪 15 克，当归 9 克，红枣 10 颗。
做法 以上诸药，用水煎服，每日 1 剂。
功效 补气益血，改善面部颜色。

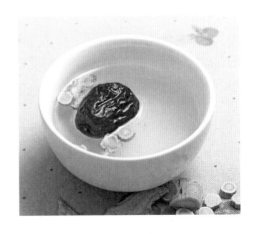

黑眼圈的病根其实在体内

眼睛是人与人交往的第一道门，打开这道门，以后的路就好走了。所以，拥有一双动人的眼睛，对于女性朋友是至关重要的。伴随而来的眼部问题也会成为困扰女性朋友的一个大难题，"熊猫眼"是女性朋友最怕出现的。

为什么女性最怕黑眼圈

很多女性朋友每次加班或熬夜，第二天睡醒就会变成熊猫眼。国宝大熊猫因为黑眼圈而看起来呆萌可爱，可是黑眼圈如果长在人脸上，就会成为影响面子的大事。黑眼圈附着在眼睛周围，不仅会使人面容憔悴，更会让人一下子老许多，使女性的魅力大打折扣。

黑眼圈多因肝肾不足引起

有"熊猫眼"的女性，一般眼圈上下都会发黑或发青，还时常伴有失眠、健忘、腰膝酸软、足膝无力、五心烦热（五心是指脚心两个、手心两个、心口一个），这种女性朋友一般体形都比较瘦。

中医学理论提示，肾主水，其色为黑，肾虚会导致水液代谢障碍，肾气不足日久则会导致气血运行不畅，久之则伤肝血，导致目失所养，则容易出现黑眼圈，多表现在下眼睑。

黑眼圈的生活调理

除了保证充足的睡眠，心情愉快，还要注意饮食营养。补充富含优质蛋白和维生素的水果蔬菜，如苹果、橙子、柚子、菠菜、芹菜等。进行适当的中药调理，也可以加快眼袋的恢复。消除黑眼圈以活血化瘀、补肾益气的中药为主，可选丹参、山药、黄芪、菊花等代茶饮用。

中药外敷，可消除黑眼圈

用红花、桃仁、田七、川芎各 12 克，煎成浓汁，晾凉后，先反复涂抹药汁，轻拍至吸收，然后用棉片蘸上药汁敷眼周，外面覆盖一层保鲜膜，20 分钟后洗净即可。

嘴唇干裂多是脾虚带来的麻烦

嘴唇是女人身体气血的晴雨表。红润的嘴唇，给人以性感迷人的印象。如果嘴唇干裂、无光泽，不仅不能凸显女人味，还是身体不健康的表现。

嘴唇干裂多是脾胃湿热引起的

有一个美女是辣椒爱好者，无论春夏秋冬，经常会和同事、朋友去吃麻辣火锅，家里的餐桌上也常有一瓶"老干妈"。让她烦闷的是，每到秋季，嘴唇就会出现不同程度的脱皮现象，冬天的时候还会裂开。她说忙碌起来的时候，如果一时忘记擦润唇膏，就会起皮。我告诉她，这些症状在医学上称为"慢性唇炎"，中医称之为"唇风"，是因为过食辛辣厚味，致使脾胃湿热而引起的。平时在嘴唇上涂抹一些蜂蜜，可以滋阴润唇。《黄帝内经·素问·五脏生成》中说："脾之合肉也，其荣唇也。"意思是说，脾主肌肉，口唇是肌肉组织，所以嘴唇是脾脏的外华，口唇的形状和色润反映着脾胃运化水谷精微的状态。

脾气健运	脾失健运	脾胃湿热
气血充盈 口唇红润	气血不足 口唇发白、无华	嘴唇会出现红肿、脱皮、皲裂、糜烂等

茯苓薏米粥  补脾润唇

材料 白茯苓 30 克，薏米 30 克，粳米 40 克，冰糖适量。

做法 将白茯苓、薏米、粳米洗净，同时放入锅中，加适量清水，用大火煮沸后，改用小火煮 20 分钟。熄火后根据口味放入 2~3 块冰糖搅拌一下，待冰糖溶化即可食用。

功效 该粥有补益脾胃、养血补气、清热除湿的功效，每天服用 1 次，持续服用 2~3 个月。

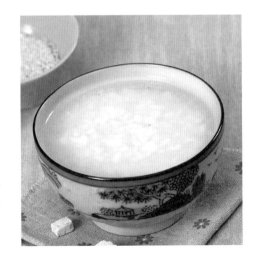

2
湿浊乘"虚"而入，
女人虚掉身体也就输了健康

面部皮肤松弛，保脾除湿是关键

常言道，"岁月是一把杀猪刀"，人都是在时间的慢慢流逝中逐渐衰老的。当你还是 20 岁小姑娘的时候，脸上可以很任性地什么都不涂抹，小脸蛋仍然弹性水润。过了 35 岁，就像跨过了一道坎一样，即使经常去美容院做深层补水护理，每天早晚往脸上涂抹保湿精华液、保湿霜等护肤品，皮肤仍然会出现明显的皱纹。

保持皮肤弹性，健脾祛湿是关键

很多人都羡慕一些影视女明星，虽然年过半百，皮肤却好似少女般晶莹、紧致有光泽，丝毫没有松垮的感觉。保持皮肤弹性，对脾肝的保养很关键，脾虚很容易造成水湿不化，最终造成瘀滞之症。如果肝气不疏、肝气郁结会造成气血不畅，皮肤也容易松弛衰老。

杨力教授提示

皮肤丰盈有弹性，还要保证充足睡眠

要想皮肤丰盈有弹性，还要保证充足的睡眠，让身体的细胞在安静的状态下充分进行自我修复，从而延缓衰老。就睡觉时间来说，夜里 23 点之前上床睡觉是最好的。这个时间最能养阴，睡眠效果也最好，并且夜里 23 点至次日凌晨 3 点是胆腑和肝脏的排毒时间，需在熟睡中进行。

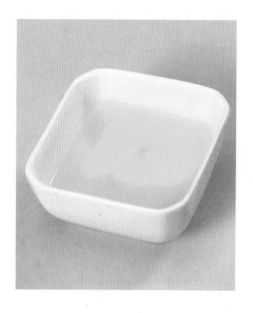

蜂蜜蛋清霜 紧致皮肤

材料 鸡蛋 1 个（只取蛋清），蜂蜜、面粉各 1 匙半。

做法 鸡蛋清、蜂蜜、面粉搅拌均匀，制成蜂蜜蛋清霜。

用法 用蜂蜜蛋清霜涂面 10~15 分钟后，用温水洗净，搽润肤霜，以双手与皱纹成 90 度方向按摩 5 分钟，再用纱布擦掉。坚持 3 个月后，皮肤可紧致有弹性。

功效 蜂蜜用于美容，有除皱、美白功效；蛋清用于面膜，可紧致皮肤、收缩毛孔，适用于面部松弛、有皱纹者。

忧思伤脾，女人30做减法，呵护幸福女人花

女人过了30岁，或许已经初为人妻、人母，或许还在享受单身生活。每个女人都渴望时时如意、事事顺心，但生活有甜也有苦。当面对疾病纠缠、追求失意、奋斗受挫、情感伤害、工作压力等困扰时，内心不免会平添许多忧愁。

忧思对脾影响最大

忧、思、恼、怒都会伤脾，尤其是思影响最大。脾运化不好，容易引起气结，导致腹部胀满，从而出现气血不足、四肢乏力的症状，形成气郁，并进一步发展为血瘀、痰瘀；还会导致女性月经提前或延后，甚至闭经。

思虑过度，易使神经系统功能失调，消化液分泌减少，出现食欲缺乏、面容憔悴、气短、神疲力乏、心情郁闷等。思虑过度不仅伤脾，还会影响睡眠，日久则气结不畅，百病滋生。

如何用好自己的"七情六欲"

一般来说，人都有七情六欲，大多女性的情感尤为丰富。中医理论认为，七情指"喜、怒、忧、思、悲、恐、惊"七种情志。适度的七情变化能够抒发情感，有助于女性的身体健康。但是七情太过，突然、强烈、持久地作用于人体，超过身体所能够调节的范围，就会导致阴阳失调、气血不畅而引发各种疾病。

不求甚解，给自己宽心

日常生活中，如果遇到"百思不得其解"的事情，最好不要去"解"它，因为越"解"越不顺，最终可能导致"气结"。人的一生不可能一帆风顺，不妨学一下陶渊明"不求甚解"的态度，让自己尽量心宽一些、豁达一些。

杨力教授提示

善于调节情绪，能促进阳气生发

善于调节情绪，可以畅通气血。女性朋友平时要心胸开阔一些、豁达一些，多接触一些美好的事物，多帮助别人，这样才能心中愉悦，有助于阳气生发。

2
湿浊乘"虚"而入，女人虚掉身体也就输了健康

脾胃这样养，
女人气血足、容颜美

温热食物养脾胃，暖胃更暖心

当下有不少女性喜欢吃冷、硬的食物，如一年四季都爱喝碳酸饮料、爱吃各种各样的零食等，这都会给脾胃带来不良影响。常言说得好："软、热、少，对脾好；冷、多、硬，脾易病。"要想脾胃不受伤，适当摄入温热食物很有必要。

适当多吃牛羊肉

牛羊肉等红肉含有较多的蛋白质、碳水化合物及脂肪，有益肾壮阳、温中暖下、补气活血的功效。其中，牛肉有补中益气、强健筋骨、滋养脾胃等功效；羊肉是补元阳、益血气的温热补品，有暖中补虚、补中益气、开胃健力、益肾气的功效。食用牛羊肉后不仅可以促进代谢，增强其内分泌功能，而且有很好的补益身体作用，因而御寒的效果非常好，女性在寒冷的冬季可以适当多吃一些。

多食姜、枣、山药等温热食物

姜、枣、山药等温热食物，不仅可以加快血液循环，祛除体内寒气，而且有温养脾胃的作用，从血脉根源减少受寒的可能性。

冬季多喝热汤粥

对于体质虚寒、怕冷体弱的女性来说，多喝热汤和热粥是增强抗寒能力的好方法。莲子粥、枸杞粥、牛奶粥、八宝粥、红枣山药粥、五色粥等，均有健脾胃的功效；山药排骨汤、杜仲乌鸡汤等有润泽脏腑、平补滋阴的功效，都很适合怕冷的女性在冬天食用。

粥膳养生，把脾胃补得暖暖的

　　粥可以调和脾胃气血，保健养生，让女性朋友容颜美、身体好。对于经常忙于工作、起居无定时、吃饭无定量的女性朋友来说，时常喝点养生粥，善待一下自己的脾胃，是一件很有意义的事情。粥不仅自身营养丰富，更是其他食物的绝佳载体。如薏米粥可以健脾和胃，红枣粥能补血护肝，小米粥能益补中焦气血，党参粥能补气健脾，这些粥对脾胃虚弱、身体气血不足的女性都有一定的调理效果。

薏米红枣粥　滋补脾胃、活血润肤

材料　糯米 100 克，薏米 50 克，红枣 10 颗。

调料　红糖 10 克。

做法

1. 薏米、糯米分别淘洗干净，用水浸泡 2 小时；红枣洗净、去核，对半剖开。

2. 锅置于火上，倒水烧开，放入薏米、糯米，用大火煮沸后转至小火，再加入红枣，熬至米粒糊化成粥状，最后加红糖调味即可。

功效　红枣有健脾益胃、益心润肺的功效，薏米有健脾祛湿的功效，二者一起煮粥可调理脾胃不和、消化不良等病症。

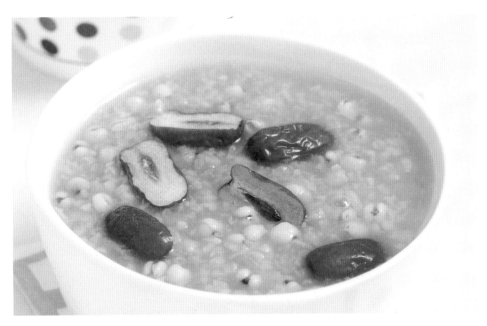

2

湿浊乘「虚」而入，女人虚掉身体也就输了健康

艾灸脾经，女性脾旺气血足

每个女性都希望自己面如桃花、唇红齿白。可是现实中，女性由于生活不规律、饮食不科学，以及工作、生活的压力，脾脏会受到不同程度的伤害，从而影响气血的补充和畅通。女性如果想要气血足，就要养好脾，艾灸脾经是一个好方法。

五脏六腑之血，全赖脾气统摄

中医认为，脾主生血统血。脾为后天之本、气血生化之源。我们平时吃的食物都要通过脾运化成水谷精微，再经过气化作用生成血液，供给身体所需。脾气健运，化源充足，气血旺盛，则血液充足。如果脾失健运，生血物质匮乏，则血液亏虚，出现头晕眼花，面、唇、舌、甲淡白等血虚征象。因此，女性要想身体健康，首先要健脾，脾旺则气血足。

艾灸脾经可升阳理气，呵护气血

因为脾以升为和，而艾灸正好有升阳理气的功效，所以女性朋友想要健脾，可以用艾灸脾经的方法来实现。为了方便有效，可选择脾经在腿上的重点穴位来艾灸，即隐白穴、公孙穴、三阴交穴、地机穴、血海穴。

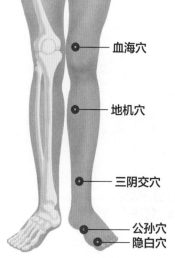

隐白穴

此穴是足太阴脾经的井穴，于足大趾末节内侧，距趾甲角 0.1 寸，有健脾和胃、益气摄血、宁神定志的功效，主治女性月经过多、崩漏、便血等。

公孙穴

此穴是八脉交会穴，位于足内侧缘，当第一跖骨基底部的前下方，能健脾和胃、理气化湿，对急性胃脘痛、便血、月经不调、产后血晕等病症有疗效。

三阴交穴

此穴是足太阴、足少阴、足厥阴经的交会穴，位于内踝尖上方 3 寸胫骨后，能健脾和胃、调补肝肾、行气活血、疏经通络。

地机穴

此穴是足太阴脾经的郄穴，位于内踝尖上 10 寸胫骨后，有健脾利湿、调补肝肾、理血固精的功效。

血海穴

此穴位于大腿内侧，膝盖骨内侧端上 2 寸，内侧肌隆起处，可理血调经。

脾胃虚弱、记忆力下降，按摩手心效果好

许多女性由于饮食不规律，或者节食减肥不当、思虑过度，很容易出现脾胃虚弱。脾胃虚弱，容易出现记忆力下降、消化不良、食欲缺乏、面色萎黄等情况，不但会给工作和生活带来不良影响，而且会给身体健康和容颜带来各种问题。

为什么女人脾胃虚弱会导致记忆力下降

中医认为，脾是藏意的。"意"是忆的意思，就是将外界获得的知识经过消化取舍，形成回忆。如果脾的功能强大，对于食物和营养的吸收能力强，气血自然充盈，其他脏腑也能得到充足供应，这样思路自然清晰，记忆力就强了。然而，现代很多女性不仅要忙于工作，还要兼顾家庭，压力很大，往往用脑过度。而且，大多女性的心思较细腻，容易担忧焦虑。这样，很容易暗耗脾气，使脾的运化能力减弱。

养脾胃，按揉手心简单又有效

有的女性为了强健脾胃，简单粗暴地吃许多大补的营养品，这样不仅无法补脾胃，反而会使得脾胃越来越虚弱。所以，女性要健脾不要期望一食一药的功效，补脾胃是一项长期工程。教大家一个很简单的养脾胃的方法，在平时多按摩手心，就是对脾最好的照顾。

按摩手心劳宫穴

取穴 劳宫穴位于掌心横纹中，屈指握拳时中指指尖所点处。

方法 按摩前先洗手，再涂点护肤品，起到润滑的作用；按摩时力度宜稍轻，动作和缓，用食指按顺时针方向揉15分钟，直至手心发热。按摩后最好饮1~2杯清水，促进新陈代谢。

功效 清心和胃，消除面疮，提高记忆力。

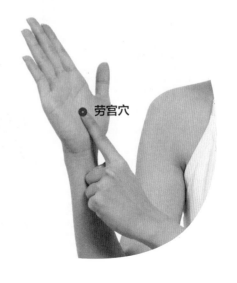

劳宫穴

三个小动作，既可热身又能健脾暖胃

"左三圈，右三圈，脖子扭扭，屁股扭扭，早睡早起，咱们来做运动……"运动是健脾助消化的好方法。尤其是久坐办公室缺乏运动的朋友，可多做一些简单易坚持的小动作。久坐族在每天起床时做下面三个小动作，对调动"脾气"有很好的作用。

牵拉腹部

膝盖弯曲，两手向前伸直，使上身仰起，眼睛看向肚脐部位。

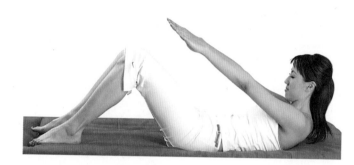

收腹提臀

脸朝上平躺，收腹，以臀部、腰部、背部顺序上抬，以相反的顺序放平。

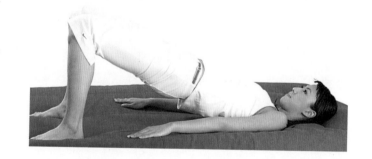

抱膝压腹

仰卧，抱双膝于胸前，用上肢紧抱膝部；在将膝关节抱向胸部时，用力压向腹部；松开上肢，放下双腿。

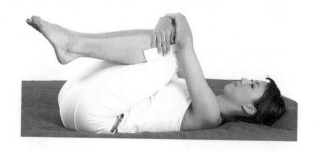

功效 人体腹腔有许多重要器官，如脾、胃、胰、小肠、大肠、肝、胆等，这三个小动作可以增强脾的运化功能，促进消化。日常坚持做好以上三个动作，对增强和改善脏腑功能大有裨益。

巧用补脾胃小验方

百合银耳雪梨粥，护脾养肺能除燥

秋天气候比较干燥，人经常感觉肌肤、嗓子发干，这其实就是燥邪伤肺的表现。预防燥邪伤肺，首先在饮食上少吃辛辣食物，减少身体里的火气。另外可以吃点雪梨来达到滋阴润肺的目的。

雪梨，滋阴润肺效果佳

雪梨水多而滋润，加上其果肉为白色，按照中医五行理论，大部分白色食物都对肺脏有好处，所以雪梨最主要的功效就是滋阴润肺。用雪梨、百合、银耳、红枣搭配在一起煮粥，健脾养肺除燥的功效更佳。

百合银耳雪梨粥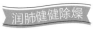

材料 雪梨200克，大米100克，红枣15克，干银耳、干百合各5克。

调料 冰糖5克。

做法

1. 干银耳泡发，洗净，去黄蒂，撕小朵；雪梨洗净，连皮切块；大米洗净，用水浸泡30分钟；红枣洗净；干百合洗净，泡软。

2. 锅内加适量清水烧开，加入大米、银耳，大火煮开转小火。

3. 煮30分钟，加入红枣、梨块、百合煮10分钟，加冰糖煮5分钟至冰糖化开即可。

功效 百合、银耳、雪梨可滋阴润肺，红枣可温补脾胃，大米有清肺火的作用。合在一起煮粥，可以健脾润肺、除燥火。

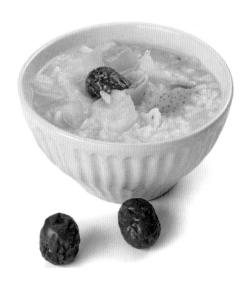

牛肉山药枸杞汤，女人脾胃好伴侣

黄牛肉是家庭餐桌上一道不可或缺的美食，也是一味补气的好食材。中医认为，黄牛肉补气，与黄芪同功，是气虚女性补气的最佳美食。

女性补气多食黄牛肉

中医认为，牛肉有很好的补益作用。牛肉能补脾胃、益气血、强筋骨，中气不足、气血两亏、体虚久病、面色苍白之人，尤其适合多吃牛肉。

相比而言，黄牛肉补气血、强筋骨的作用更好，很适合气血亏虚的女性朋友。平时有体虚乏力等气虚症状的女性，也可以多吃黄牛肉。但是黄牛肉性偏热，所以口舌生疮、容易过敏的女性最好不要吃。

黄牛肉补气，搭配有讲究

黄牛肉与不同的食材搭配，就有不同的功效。

黄牛肉 + 番茄 ▶ 补血养颜　　**黄牛肉 + 黄芪** ▶ 补气虚

黄牛肉 + 枸杞 ▶ 改善肾虚　　**黄牛肉 + 山药** ▶ 强健骨骼

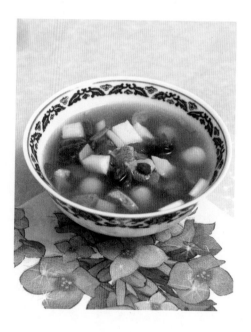

牛肉山药枸杞汤

材料　黄牛肉150克，山药100克，莲子15克，桂圆肉10克，枸杞10克。

调料　葱段、姜片、料酒、清汤、盐各适量。

做法

1. 黄牛肉洗净，切块，焯水捞出沥干；山药洗净，去皮，切块；莲子、枸杞、桂圆肉洗去杂质备用。

2. 砂锅内放入清汤，放入黄牛肉、葱段、姜片，大火烧开后，加入料酒，改小火炖2小时，放入山药、莲子、枸杞、桂圆肉，小火炖30分钟，加盐调味即可。

功效　健脾胃，强体质。

"四宝糊"，健脾丰胸可喝它

乳房很多时候都代表着女性的健康，在女人的一生中，乳房的变化是非常大的。

胸部发育不良，多因脾胃虚弱引起

中医认为，胸部发育不良，主要是由于脾胃虚弱、气血不足，或通往胸部的经络阻塞，致使气血不能上荣于胸部所致。健脾胃、补气血是促进胸部发育的关键。

余女士生在江南水乡，长得娇小可爱，性格也好，但是她对自己的胸部却不是很满意。看到身边有女性朋友去做丰胸手术，但是她不喜欢这种方式，于是去找中医咨询。中医告诉她一个方法，让她喝"四宝糊"。

"四宝"个个都是健脾丰胸高手

四宝，即核桃仁、松仁、黑芝麻、花生仁，这四样东西个个都是丰胸高手，它们都有助于调理脾胃、生化气血，而且富含维生素 E，能够刺激雌激素的分泌。

四宝糊 健脾丰胸

材料 核桃仁、松仁、黑芝麻、花生仁各适量。

做法 将上述四物打成糊。

功效 每天吃 1 碗，可使乳房丰满、结实。

核桃仁
补肾固精、
刺激乳房发育

松仁
富含维生素 E、锌，
刺激雌激素合成

黑芝麻
刺激雌激素分泌

花生仁
卵磷脂和蛋白质
含量丰富，可促
进乳房发育

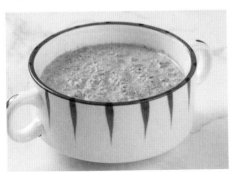

何首乌乌发粥，补脾固肾效果好

传说在唐朝，南河县（今广西陆州一带）有个叫何田儿的人，生来身体羸弱，58岁还未娶妻生子，孤身一人。后经人指点，挖掘此药根服之，旧病皆愈，发乌容少，身体强健，十年内生数子，故改名为能嗣。后来，其子延秀服此药活到160岁。延秀的儿子也服此药，活到130岁，且他们直到年老命终时头发都是乌黑的。他们在世时还用此药治好了许多人的疾病，人们当时不知此物为何名，就起名为何首乌。虽然这是个传说，但是何首乌能够乌发强身的功效的确是早有记载。

首乌核桃养秀发

《本草纲目》记载，何首乌"能养血益肝，固精益肾，健筋骨，乌髭发，为滋补良药，不寒不燥，功在地黄、天门冬诸药之上"。

核桃治疗脱发的说法，古代中医就有记载。宋代刘翰等所著《开宝本草》中记述，核桃仁"食之令肥健，润肌，黑须发，多食利小水，去五痔"。可见核桃有生发的功效。

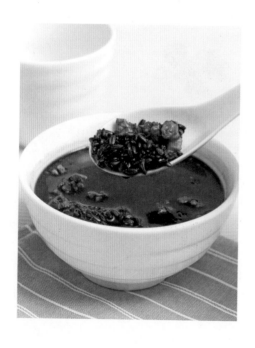

何首乌乌发粥 补肾乌发

材料 黑米100克，何首乌30克，黑芝麻20克，核桃仁15克，冰糖10克。

做法

1. 何首乌洗净，入砂锅煎煮，去渣取汁；黑米、黑芝麻、核桃仁分别洗净。

2. 锅置于火上，倒入适量清水烧开，加入黑米、黑芝麻、核桃仁、何首乌汁同煮，粥将熟时，加入冰糖，再煮5分钟即可。

功效 补肾健脾，固精乌发。

注意 适用于精血不足、肝肾亏虚引起的须发早白、腰膝酸软。痰湿重、便秘者不宜服用。

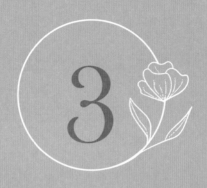

恼人的肥胖，
其实是脾虚湿阻惹的麻烦

肥胖的形成：
虚为内因，湿在表里

肥胖引发的健康问题，才是女性的大忌

三月不减肥，全年徒伤悲。有些女性朋友认为，春天是减肥的季节，因为随着穿的衣服逐渐减少，冬天暴饮暴食的结果会显露出来。穿裙子的时候一旦发现腿变粗了，心理上便不易接受，从而发誓减肥。

由肥胖引发的健康问题，是真正的隐患

多数人关注减肥，是因为肥胖影响了美丽。比如，过去买的衣服现在穿不进去了，或者穿上衣服后小肚子鼓出来一块，看上去确实不那么美观。相比之下，那些身材好的人，处处散发着健康的魅力。其实，身材臃肿只是外表不美观，由肥胖引发的健康问题，才是真正的隐患。

现在，国民的肥胖问题是发达国家面临的重要健康问题之一，而这个问题也即将在中国爆发，是什么原因呢？

很多人每天都在研究哪里有什么好吃的，然后约着朋友一起去吃。吃法越来越多，"吃货"也越来越多。人们的生活方式也开始以享受为主，许多女性因肥胖而患病，脏器的负担很重，继续增重下去，可能会导致健康系统的崩溃。

所以，肥胖不仅关乎美，而且关乎健康，肥胖与我们的寿命紧密相关。

肥胖容易引起心血管疾病

通常肥胖人群都有痰湿瘀积、气血瘀滞的问题，所以他们患心血管疾病，如冠心病或高血压的概率，比正常人要高出 5~10 倍。

绝大多数人变胖是因为摄入过多、消耗过少

绝大多数人变胖，就是因为摄入过多、消耗过少。所谓摄入过多，就是吃得太好了。现代人稍微不慎就会摄入过多营养，这些多余的营养会转化为脂肪，于是营养过剩的情况很普遍。

摄入过多，是肥胖的主要诱因

在以农业生产为主的中国古代，粮食问题在历朝历代都是头等大事，粮食产量就是国家的经济命脉，只有唐、宋这种政局长期稳定的朝代，人民才能吃得饱饭。早期粮食品种不多，很多粮食品种是历代从国外引进的，比如玉米、土豆等。因为古时粮食匮乏，那时人们大部分时间都在挨饿，所以一有机会吃饭就容易摄入过量，最后变成脂肪储备起来。当来自外界的能量供应减少时，体内脂肪就会为身体提供能量。如今，我们的物质生活充足，已经不再需要挨饿，可是我们的身体遗传了饥饿基因，大家依然会吃很多，尤其是高热量的食物，不发胖才怪呢。

运动机会减少，消耗也会减少

我们现在运动的机会减少了许多，消耗就减少了。比如洗衣服用洗衣机、上楼乘电梯、出门就选择交通工具……能量不断蓄积，人自然会变胖。

如果你来到农村，会发现不少农民的体形都偏瘦，这是什么原因呢？田地需要耕作、浇水、除草、施肥……每年这样大的体力消耗，怎么会有胖人呢？因此，有规律地运动，很有必要。

在各种运动中，我首先推荐走路，走路调整气血的效果很好，而且避免了剧烈运动带来的伤害，建议大家每天快走 10 000 步。

杨力教授提示

快走期间，注意吃动平衡

人体代谢的最佳状态是达到热量摄入与热量消耗的平衡，体重是判断一段时间内能量平衡与否最简便易行的指标。

快走运动会刺激食欲，运动后应注意控制热量摄入，特别是高糖、高脂肪食物的摄入。

快走时，每 15 ~ 20 分钟应饮水 150 ~ 200 毫升；如持续快走时间超过 1 小时或出汗较多，运动中和运动后可适量饮用运动饮料。

肥胖女性多脾虚

现代人口味偏重，嗜食肥甘厚腻、辛辣之品。有些女性朋友虽然嘴上说要减肥，但是从来不控制自己的饮食，重口味食物吃个不停，时间一长脾胃不堪重负，就会出现虚弱的症状。

为什么肥胖的女性多脾虚

一方面是因为饮食习惯导致的脾胃损伤，另一方面是因为"肥人多痰湿，湿困脾土"。中医认为，脾喜燥恶湿，这和脾的主要生理功能——"运化水湿"密切相关。脾属阴，胃属阳，痰湿之邪最易耗伤脾阳，所以肥胖的女性多脾虚。对于这类痰湿肥胖且脾虚的女性来说，有个明显的症状就是嗜睡，严重者在睡觉时会流口水。

脾虚型肥胖的危害有哪些

脾虚型肥胖也可以理解为"虚胖"，这样的人浑身没力气，不像那些真正"实胖"的人有精神。肥胖本身虽然不是病，却是诱发心脑血管疾病、代谢性疾病，甚至是癌症的根源之一，所以各位女性朋友一定要重视。改善肥胖，祛湿化痰是关键。

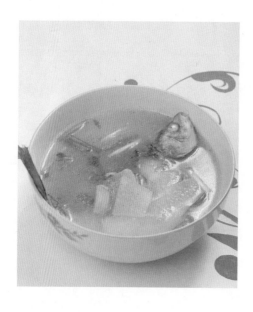

冬瓜炖鲫鱼 健脾祛湿、改善肥胖

材料 鲫鱼1条，冬瓜150克。

调料 盐、葱段、姜片、香菜末各适量。

做法

1. 鲫鱼去鳞、鳃和内脏，洗净，控水；冬瓜去皮除子，洗净，切成薄片。

2. 油烧热，先下葱段、姜片爆出香味，放入鲫鱼煎至两面发黄，加3大碗凉水煮沸。

3. 盛入砂锅内，加冬瓜片，小火慢煨约1小时至鱼汤呈奶白色，放入香菜末、盐即可。

功效 有健脾除湿、清热利尿的作用。

摄入过多糖分也会让人发胖

如果摄入过多的糖分，超过生理需要时，剩余部分就会转化为脂肪而储存在体内。然而体内过多的脂肪堆积，会使身体发胖。

甜食要限制，警惕"无糖食品"

我们日常烹调中，会用到白糖、冰糖、红糖、黄糖等各种糖，这些糖属于双糖，会很快水解为单糖，不利于控制体重。无论是蛋糕、糖果或是精制白糖，过多食用糖类对身体健康来说都是有百害而无一利，因此改掉吃甜食的习惯，是控制体重的重要环节。

此外，"无糖食品"只是不含有日常所吃的白糖（蔗糖），并不保证没有葡萄糖、麦芽糖等其他糖。

有些号称"无糖"的食品用淀粉糖浆、麦芽糖浆之类作为甜味来源，而它们升高血糖的速度可能比蔗糖更快。例如，"无糖月饼"虽然不含蔗糖，但其主要成分是淀粉和脂类，热量非常高，进食后血糖明显升高，切不可当成减肥食品来食用。

选对烹调方法，降低食物升糖指数

1. 蔬菜不要切得太碎，豆类最好整粒吃。一般薯类、蔬菜等不要切得太小或制成泥状，因为食物切得越细碎，食用后血糖升得越快。宁愿多嚼几下，让肠道多蠕动，这对控制血糖、控制体重有利。

2. 急火煮，少加水。食物的软硬、生熟、稀稠、颗粒大小对食物血糖生成指数都有影响。加工时间越长，温度越高，水分越多，糊化就越好，食物血糖生成指数也越高。选择急火快煮，少加水，可以避免血糖升高过快。

3. 烹调时加点醋或柠檬汁。因为酸能延缓食物的胃排空率，延长其进入小肠的时间，故烹调时加醋或柠檬汁，可以降低食物血糖生成指数。

4. 将高、中、低升糖指数的食物搭配烹调。将这些食物一起烹饪，有助于降低食物的升糖指数。

寒凉食物吃多了也容易变胖

现在因为阳虚而导致肥胖的人很多，在生活中常会看到一些胖人——腰围很粗，身上全是肉。实际上这种人的胖，多是阳虚导致的。

阳气不足，体内湿气很重，人就会变胖

阳气不足的女性，如果摄入过多寒凉的食物，会导致体内湿气很重，这种胖是身体失衡的一种表现。有一些偏胖的女性，看她们的舌象，都是舌头很胖，而且呈白色，有齿痕，这是典型的阳虚舌象。而且这些人的皮肤会变黑，比如额头是黑色的——她们会产生一种皮肤病变。

中医认为，这是阳气不足的表现。阳气不足会导致体内寒湿重，这种问题与我们的饮食习惯紧密相关。如果长期喝冷饮、食生冷，就会令脾胃麻木。吃饭的时候不知道饱，使劲儿吃。喝水也一样，越喝越觉得痛快，实际上寒湿也越来越重。

这样的人往往会有阳虚的症状，但是未必明显，不像别的阳虚之人那么怕冷。因为有厚厚的脂肪在那里，所以不怎么怕冷。但是一看她的舌头，就知道她是阳虚的。

阳虚肥胖的调理关键是温阳、排寒湿

对于阳虚体质的肥胖者，中医常用的调理方法就是温阳。通常会用干姜、附子这类药。大部分人进补后，会有泻肚子的症状，然后会发现肚子开始慢慢瘪了。因为体内的寒湿化开了，所以就会开始泻肚子，这是往外排湿的过程，但是这个过程会很缓慢。如果能在温阳的同时配合运动，效果会更好。

为什么有些人使劲运动，减肥效果却不明显

生活中，有一些想通过健身来减肥的人，虽然她们每天都在使劲运动，但是怎么减效果也不明显。所以，根据个人体质来调整身材效果会更好。比如阳虚的人想减肥，就要温阳，再配合运动才好。单单运动，效果未必佳，因为体内的寒湿化不开。

气虚、水湿重的女性，通常腹部肥厚、松软

气虚、水湿重的女性朋友，常常会表现得体态臃肿，腹部肥大、松软。调理这种情况，要以补脾除湿为主。

气虚、水湿重的人，常有哪些表现

气虚之人，身体无力运化，则水湿易蓄积。这些人通常会表现为腹部肥大、松软，经常觉得浑身乏力，容易自汗，动辄气喘、大便溏泄。

气虚之人的舌头会胖大，舌边有齿痕，这是由于肿胀的舌头一直压在旁边的牙齿所致，正常人的舌头是没有齿痕的。

如果你发现自己的舌头上铺满了舌苔，就说明你体内的湿气很重。同时，你还可以观察自己舌苔的薄厚。舌苔薄的时候，即使舌苔布满舌头，也说明体内湿气没那么重。舌苔越厚，说明湿气越重。如果厚到一定程度，湿气会凝结成一种黏稠状的物体，也就是痰。这时候，舌苔就会又白又厚。

舌苔薄的时候，我们体内的湿气还比较容易去掉。如果舌苔很厚，祛除湿气的难度就增加了。所以舌苔越厚，我们就越需要重视。

气虚之人如何减肥

气虚之人可以每天早上服用补中益气丸，晚上服用人参归脾丸。服用时，可以用荷叶 3 克熬水，送服药丸。荷叶可升清降浊，具有清浊祛湿的功效，与补脾的药物搭配使用，可以提升疗效。

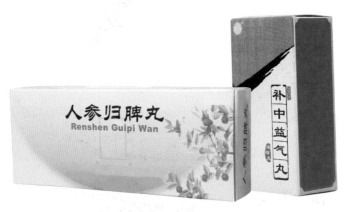

湿气重的人如何减肥

因湿气重而肥胖的人，可以食用健脾祛湿效果好的扁豆薏米粥，有和胃安神、祛脾湿的功效。这是一道口感丰富又低油低盐、清甜可口的粥品，很适合女性朋友食用。

白扁豆薏米粥 健脾和胃、养心安神

材料　白扁豆、莲子各 25 克，薏米 50 克，红枣 6 颗，陈皮 3 片，大米 30 克。

做法

1. 白扁豆、莲子、薏米洗净，用水浸泡 4 小时；大米洗净，用水浸泡 30 分钟；红枣洗净。
2. 锅内加适量清水烧开，将除陈皮外的所有材料放入，大火煮开后转小火。
3. 煮 50 分钟后放入陈皮，继续煮 10 分钟，熬至粥熟即可。

功效　白扁豆性微温，味甘，归脾、胃经，有补脾胃、和中化湿的功效。薏米有健脾止泻、除痹、排脓、解毒散结的功效；莲子性平，味甘、涩，归脾、肾、心经，也有补脾止泻、益肾涩精的作用。此外，莲子还有养心安神的功效，对虚烦、心悸、失眠都有调理作用。

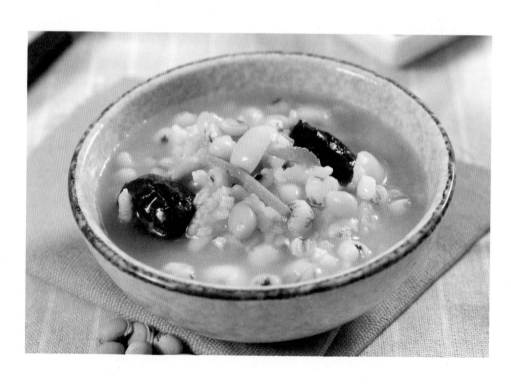

体内有痰湿、痰热，就会壮实而肥胖

身体有痰湿、痰热的女性，她们的肥胖常常表现为身体壮实。调理这种肥胖，应以清热化痰、健脾祛湿为主。

体内有痰湿和痰热，有哪些表现

体内有痰湿和痰热的女性，身体壮实而肥胖，总是感觉身体油腻，出的汗也比较黏。通常她们脾气烦躁，容易有口气。

体内有痰热的女性舌头胖大，且舌质色红，舌苔黄腻。这类人的肥胖，是营养过剩所致，她们看似健康，但实际上隐患很多。

用祛湿化痰的温胆汤泡脚可减肥

痰湿体质的人，也可用祛湿化痰的温胆汤来泡脚。

温胆汤泡脚方

材料　茯苓 20 克，陈皮 10 克，法半夏 5 克，竹茹 6 克，炙甘草 5 克，枳实 5 克。

用法　用以上所有材料熬水，然后把药汁倒入温水中，用此水泡脚。每天 2 次，每次 20 分钟。

注意　水不必太热，水量淹没过脚踝即可。一般泡几天后痰湿就会逐渐松动，舌苔变薄，就不必再泡了。

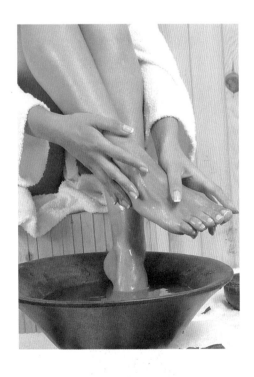

常服荷叶茶，可以有效减肥

荷叶具有减肥、抗氧化以及保肝的作用。对于女性来说，荷叶最突出的贡献就是可以减肥降脂。女性朋友可以购买一些荷叶泡茶来饮用。当然，在药房买干荷叶来泡水喝也可以。

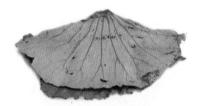

荷叶茶

材料　荷叶适量。

用法　用热水冲泡后饮用。

杨力教授提示

喝荷叶茶是有讲究的

1. 最好在饭前空腹喝下，这样最有利于排便、消除水肿。

2. 一天可以喝 3~4 杯，分时间段喝，三餐前和下午茶时间喝。

3. 喝的时候不用煮，直接冲泡，闷 5 分钟左右即可。另外，不一定要喝热茶，凉了也不影响效果。但荷叶茶不适宜脾胃虚弱的人喝，冬天不宜凉了喝。

体内有痰热的肥胖之人，可服用行气化痰的代茶减肥饮

对于这类人，可以服用行气化痰的代茶减肥饮。

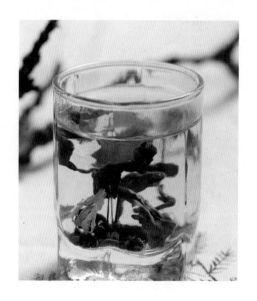

代茶减肥饮

材料　炒莱菔子、蒲公英、荷叶各 3 克，薏米 10 克，炒山楂 5 克。

用法　用以上材料熬水，代茶饮。

胖补气，瘦补血，不胖不瘦靠调理

中医认为，"胖人多气虚，瘦人多血虚"。这是什么原因呢？气虚之后，人体内气的运动就没有了力量，气化功能就会减弱。气化功能减弱，脂肪和其他杂质便不能得到正常代谢，于是人就会发胖。血虚火就旺，火就是多余的气。瘦人体内的气太多、太足了，超出了正常范围，必然会给身体带来麻烦。例如，一个普通人经过正常的气化过程应该达到 50 千克左右，但有些人因为"气化能力"太强，又多化掉了 5~10 千克的体重，自然会消瘦。

中医理论认为，胖人大多阳气偏虚，体内有痰有湿，动作较缓，不大喜欢活动，活动时容易肢体疲乏困重，这类人容易罹患动脉硬化、脑卒中、冠心病等疾病。瘦人则往往阴虚火旺，敏捷好动，有时容易亢奋冲动，易患失眠、口腔溃疡等疾病。

胖人易气虚，健脾益气是虚胖之人补本的方法

胖人可以吃一些补气健脾的食物，如冬瓜、白萝卜、黑木耳、山药等。其中白萝卜含有辛辣成分芥子油，可促进脂肪类物质更好地新陈代谢，避免脂肪在皮下堆积；冬瓜中的营养成分少，但通便作用较强，可以去掉体内过剩的脂肪，脾虚湿重的胖人可以适当多吃。同时，还要加强体育锻炼。

瘦人多阴虚火旺，故应进补养阴滋液的食物

瘦人应常选用百合、蜂蜜、苦瓜等滋阴降火的食物，不要过量食用辣椒、八角、桂皮等辛香、辛辣的食物，少吃煎炸爆炒及性热上火的食物。

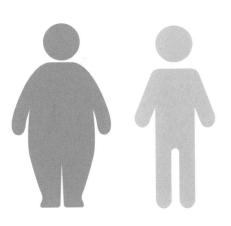

减肥不当，容易让气血严重受损

每个女人都希望自己可以保持最佳的容貌和状态，所以纷纷去减肥。如果真的属于肥胖，减肥是为了让自己的体态更完美，当然很有必要，但是如果不属于肥胖而盲目减肥，只会给自己的健康带来危害。

减肥不当可能导致体虚

当下不少女性都在服用减肥药，如果长期服用某些会引发腹泻的药物，会使女性体内阳气不足，继而脾胃虚弱，导致肾阳虚。

最伤肾的减肥方法

吃豆腐减肥法：在正常情况下，人吃进体内的植物蛋白经过代谢，最后大部分都成为含氮废物，由肾脏排出体外。但如果大量食用豆腐，摄入过多的植物蛋白，就会使体内生成的含氮废物增多，加重肾脏的负担，不利于身体健康。

空腹喝绿茶：很多人听说喝绿茶能减肥排毒，于是把喝绿茶当成习惯。但需注意，空腹喝绿茶会伤肾。空腹时，茶叶里含有的咖啡因等生物碱会被过量吸收。若在体内蓄积过多，就会伤肾。

垂直举腿，减肚腩不伤肾

仰卧在地上，两腿抬起，垂直伸向天花板，膝盖伸直。两手轻轻环绕抱头，收缩腹部，把肩胛骨向天花板方向上提。同时，绷脚使脚跟向上提，身体形成 U 字形。放松脚跟和肩胛，然后做第二次。建议连续做 10~15 次。这个动作可以帮助燃烧腹部的脂肪，使你轻松告别大肚腩。

经常抬抬腿，肚腩轻松就减掉。

小方法祛脾湿，能减肥

按摩这两个穴位，可消脂减肥

在人体神秘复杂的经络、穴位里，有两个减肥效果明显的穴位：天枢和足三里。平时没事，经常对这两个穴位进行按摩，对减肥瘦身会有很大帮助。

按压天枢穴

取穴 位于腹中部，平脐中，距脐中 2 寸。

方法 用食指或拇指的指腹按压天枢穴，同时向前挺出腹部并缓慢吸气，上身缓慢向前倾呼气，反复做 5 次。

功效 可对腹部气血进行局部调整，减除小腹赘肉。

原理 按摩该穴能够确保肠道健康，清除肠道内常年累积的宿便，轻松赶走堆积在腹部的赘肉。

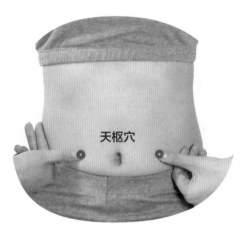

天枢穴

按掐足三里穴

取穴 位于足背和小腿交界处，横纹中间的凹陷位置。

方法 用拇指指端按掐足三里穴 100 次。

功效 按摩足三里穴，可通经活络，疏风化湿，消除小腿浮肿，使小腿变纤细。

原理 传统中医认为，按摩足三里穴能够促进胃肠蠕动，还能美化小腿曲线。

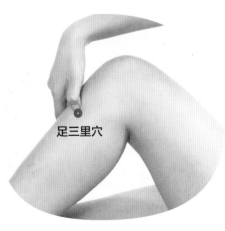

足三里穴

3

恼人的肥胖，其实是脾虚湿阻惹的麻烦

自制三款减肥茶，瘦出动人好身材

茶叶本身就具有很好的减肥作用。在古代就有"除痰去腻""多饮消脂"的记载，唐代《本草拾遗》中说"茶久食令人瘦，去人脂"。现代科学证明，茶叶中含有丰富的生物碱、维生素、氨基酸、微量元素等上百种成分，其中许多成分能促进体内脂肪代谢，降低胆固醇和甘油三酯。

茶叶和一些降脂减肥、药食两用的中药材泡在一起，时常饮用，保健、减肥的功效更明显。

菊花决明子茶

取菊花5克，决明子10克，用沸水冲泡，长期饮用，减肥功效显著。该方法适用于肝火旺盛常便秘的肥胖者。

山楂荷叶茶

山楂、荷叶各5克，将500毫升开水煮沸，放入所有材料，煮沸约5分钟后即可饮用。山楂有健胃、消食、化瘀的功效，荷叶可利尿祛湿、消水肿。两种用料相互补充，能让人轻松瘦身。

荷叶首乌茶

取荷叶、何首乌各10克，用沸水冲泡，长期饮用，不但能够减肥，而且有美容功效。此方适用于肾虚肠燥的肥胖者。

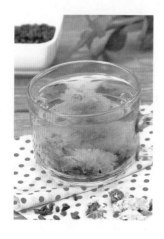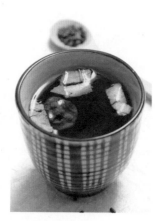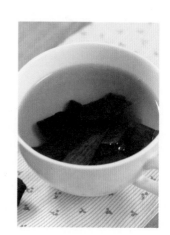

桃花蜂蜜泡水喝，瘦腰养颜一举两得

《诗经》有云："桃之夭夭，灼灼其华。"在中国传统文化中，桃花是春天和美丽女子的象征。桃花不仅具有观赏价值，还有一定的药用及食疗价值。古代众多的公主、贵妇都用桃花来护肤美容，武则天最宠爱的女儿太平公主即用以桃花为主配置的"面药"。史传杨贵妃也用单味桃花茶减肥，能使脸色亮白红润，可谓一举两得。

现存最早的药学专著《神农本草经》

现存最早的药学专著《神农本草经》记载，桃花具有"令人好颜色"之功效。南北朝名医陶弘景也曾说："服三树桃花尽，则面色悦泽如桃花。"

现代药理研究发现，桃花含有多种维生素、微量元素、植物蛋白及游离氨基酸，因此容易被皮肤吸收，能预防皮肤干燥、粗糙及皱纹，并能防止黑色素在皮肤内慢性沉积。

桃花茶以内养外，喝出窈窕小蛮腰

用桃花减肥由来已久，《千金药方》载："桃花三株，空腹饮用，细腰身。"中医认为，桃花具有消食顺气、利水通便、荡涤痰浊之功。

桃花茶 排毒美肤效果佳

材料 干桃花（在药店、超市均可买到，如能自己采集到农历三月初三的桃花，晒干、保存，效果更好）4克，蜂蜜适量。

做法 将桃花置于杯中，沸水冲泡，加盖闷，稍凉后加入蜂蜜，10分钟后即可饮用，可反复冲泡3~4次。

用法 当茶水饮用，每日一剂。适用于有面部黑斑、妊娠色素斑、老年斑者，以及日照较强地区的皮肤较黑者。

禁忌 孕妇及月经过多者忌服。

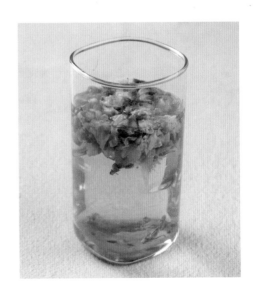

薏米冬瓜汤，健脾利湿防肥胖

"胖人多湿，瘦人多火"，这是中医里经常提到的一句话。这句话中含有多层意思：首先，它告诉我们体态可以反映一个人的体质；其次，又告诉我们造成体质不同的根本原因；最后，还告诉我们该如何通过这一原因改善自己的体质、体态。

痰湿在体内停滞，容易发胖

中医所指的胖人一般为肥胖之人或容易发胖的人。通常他们体内的水液代谢不够通畅，容易产生痰湿，泛溢肌肤或在体内停滞，从而形成肥胖。痰湿在人体内停阻如同废物，会进一步影响脏腑经络功能。所以肥胖会引发各种疾病。中医认为，脾主运化水湿，是津液代谢的总开关；一旦脾虚失去运化，就会产生痰湿。所以有"脾为生痰之源"一说。同时，脾虚还会使人气血不足，所以胖人常见懒惰乏力、皮肤白、没有光泽等问题。

脸色差、身体胖可吃薏米

身体发胖、脸色发黄、眼睑下面有斑的女性，可以适当多吃薏米。薏米有健脾祛湿、清热的作用。另外，还可以多吃山药、莲子、冬瓜、萝卜等食物。

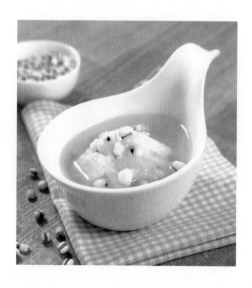

冬瓜薏米汤 〉健脾利湿、改善肥胖

材料 冬瓜 100 克，薏米 50 克。

做法

1. 薏米洗净，清水浸泡 4～5 小时；冬瓜去皮洗净、切块。

2. 锅里加适量冷水，放入泡好的薏米，大火烧开后改小火煮 10 分钟，然后加入冬瓜块，煮 8 分钟后即可关火。

功效 健脾祛湿，利尿消肿。

山楂丸开胃消食又瘦腰

据清宫医案记载，末代皇帝溥仪从小体弱多病，常年疾病缠身，有一种药曾每天进服。这就是物美价廉的山楂丸。他之所以长期服用大山楂丸，就是因为自己胃肠功能不好，其实有类似情况的女性朋友也可以服用。

山楂丸开胃好，刮油又减肥

什么叫开胃？胃气受到了抑制，导致消化不良，此时要把胃打开，增进食欲，这叫开胃。

山楂丸就是具有开胃消食功效的常用成药。中医认为，胃以通为和，大便通畅了，消化道疏通了，人就健康了，而且山楂丸能改善高血脂的各种症状，降低血液总胆固醇、甘油三酯、低密度脂蛋白胆固醇含量，从而减少脂肪重量，控制体重增长，达到减肥瘦腰的作用。

山楂丸的成分与功效

山楂

性　味：味酸、甘，性微温。
归　经：归脾、胃、肝经。
功能主治：含多种有机酸，能增强胃内消化酶的作用，促进胃液分泌。含解脂酶，利胆汁，能消一切饮食积滞，尤擅消肉食油腻之积，有助于胆固醇转化，降低血脂。

神曲

性　味：味甘，性温。
归　经：归脾、胃、肝经。
功能主治：由面粉等发酵。含有酵母菌及多种消化酶和 B 族维生素，能消食健脾，消除各种食积，尤擅化酒食陈腐之积。

炒麦芽

性　味：味甘，性温。
归　经：归脾、胃经。
功能主治：为发芽的大麦颖果炒制。含淀粉酶、转化糖酶、B 族维生素、磷脂、糊精、麦芽糖、葡萄糖。可促进米面等淀粉性食物消化，有轻度促进胃酸和胃蛋白酶分泌的功效。

做一做简单有效的纤腰运动

瘦腰基本式

平躺地上，弯曲双腿，双脚与肩同宽放地上，收紧腹部肌肉，头部慢慢抬高，接近胸前，同时抬起手臂与身体，然后头部与手臂慢慢放下。重复10~20次。

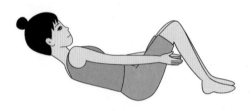

锻炼腹内侧肌

平躺地上，弯曲双腿，双脚与肩同宽放地上，右腿放在左腿上，双手放在脑后，左肩慢慢向膝盖靠拢，同时上身同方向轻微扭转，恢复姿势，换右肩。重复10~20次。

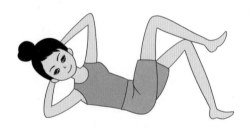

腹外侧肌紧致练习

平躺在地上，弯曲双腿，脚跟着地，左手放在脑后支撑颈部，慢慢抬起上身，举起左腿，以右手去碰触左脚脚跟，恢复姿势，换右手触左脚。重复10~20次。

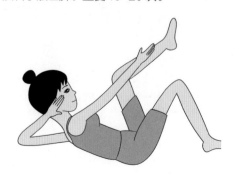

侧躺腹肌锻炼法

仰卧，双膝弯曲并拢，双手放置脑后，肩膀不动，双腿慢慢倒向右侧，双目向前直视，上身慢慢抬起、落下，换方向。重复10~20次。

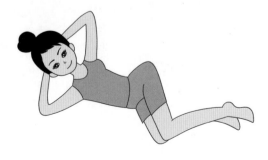

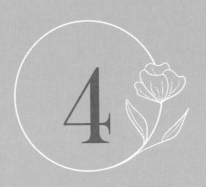

女性四大生理周期，
健脾除湿很关键

经期健脾除湿，月经顺畅烦恼少

月经结束后的 7 天，是女性健脾补血的黄金周

月经结束后的 7 天，即生理周期第 7 ~ 14 天是补血的最佳时期，女性要好好把握这 7 天的黄金时间。

多吃一些补血食品

在这 7 天时间中，多吃一些补血食品，如红枣、枸杞、花生、桂圆、桑葚、葡萄、黑木耳、牛肉、乌鸡等。黑木耳红枣粥、红枣桂圆粥、香菇瘦肉汤等都是补血的黄金搭配。饮食搭配种类广泛，形色多样，宜时常变换品种。同时，在烹调食物时要精工细作，以软烂易消化为主。食用时最好少吃多餐，不要过饱或过饥。

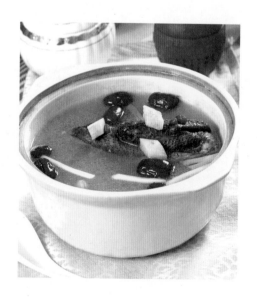

山药乌鸡汤 健脾养胃、改善肤色

材料 乌鸡 1 只，山药 100 克，枸杞 10 克。

调料 盐 3 克，葱段、姜片各适量。

做法

1. 山药去皮洗净，切片；乌鸡宰杀、去内脏、洗净，焯烫后捞出，冲洗干净；枸杞泡洗干净。

2. 煲锅内加适量清水煮沸，放入乌鸡、姜片、葱段，大火煮沸后改小火煲约 1 小时，加山药煮 20 分钟，加枸杞继续煲 10 分钟，加盐调味即可。

功效 乌鸡可以补肝养血，山药健脾补肾，枸杞补养肝肾。

"大姨妈" 姗姗来迟，喝山楂红糖水祛寒湿

月经让女人又爱又烦，规律的月经预示着女人的健康，虽然来月经会有各种不便，但是如果月经不按时来就说明身体可能出状况了。

月经总延后，是身体中寒气较大引起的

我邻居家的小女儿，月经延后有半年时间，她觉得只要来就正常，延后几天并不是什么大事儿。有一天她妈妈跟我说起了这个情况，我听完找时间给姑娘号了个脉，告诉她这是月经不调，是身体中寒气较大引起的，主要表现为手脚冰凉，经期总是推迟延后。

调理经期延后，祛寒是关键

女性经前，雌激素的分泌减少，血液循环减慢，此时若再受寒，会使雌激素的分泌更少，出现排卵障碍，最直接的表现就是月经失调和引发其他妇科疾病。所以，调理月经延后，关键的一点就是祛寒。

山楂红糖水，活血调经功效强

山楂具有活血化瘀的功效，而红糖是女性不可缺少的补气养血佳品，女性可以常备这两种食材，在经期前喝山楂红糖水，促进月经来潮。

山楂红糖水 活血化瘀

材料 山楂 50 克，红糖适量。

做法 山楂洗净，放入砂锅中，加入清水，用小火煮 1 小时，去渣；然后放入红糖，溶化后搅拌均匀即可食用。

用法 经期每天 1 剂，分早、晚 2 次服用。

功效 山楂具有活血化瘀的功效，红糖具有驱寒暖宫的功效，这道汤水宜温热时食用，很适合宫寒的女性。

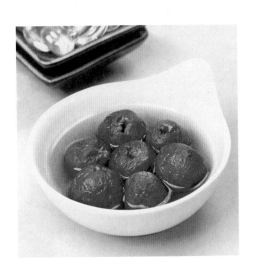

经量稀少，黑木耳核桃仁粥能改善

一般情况下，女性在 45 岁后月经量渐少是气血不足、生殖功能减退的外在表现，可现在有很多 35 ~ 40 岁的女性看中医，目的是让她们月经量增加。对于这种情况，补血养血固本才是关键。

黑木耳、核桃仁，阴阳互补调理月经

中医认为，黑木耳有活血行经、畅通血脉的功效，而且可以补肾阴；核桃仁有补血养气、补肾填精的功效，可以补益肾阳。黑木耳与核桃仁阴阳互补，让气血充沛，帮助女性改善月经量少的症状。

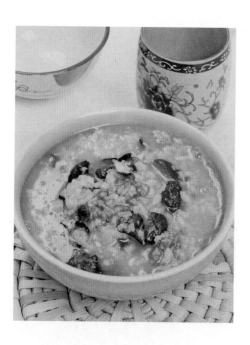

黑木耳核桃仁粥 补益气血

材料 大米 100 克，水发黑木耳 50 克，核桃仁 15 克，红枣 30 克。

调料 冰糖适量。

做法

1. 大米淘洗干净；水发黑木耳洗净，撕成小朵；核桃仁碾碎；红枣洗净，去核。

2. 锅置于火上，将大米放入锅中，加水煮至六成熟，加入黑木耳、核桃仁、红枣，先用大火煮至滚沸，再转小火熬成稠粥，加入冰糖搅拌均匀即可。

注意 此粥适用于因气血不足引起的月经过少，伴有头晕、乏力、气短等症状的女性。

经期下腹冷痛，吃红糖艾叶水煮鸡蛋

经期下腹冷痛是痛经的一种表现，属于寒凝血瘀型痛经。这是平时感受寒邪、过食生冷、冒雨涉水或久居潮湿之地而导致的。调理以活血化瘀、暖宫止痛为主。

红糖艾叶水煮鸡蛋，缓解冷痛

孙女士经常受到痛经的困扰，她痛经时常手脚冰冷，有时痛得直冒冷汗，经常需要倒在床上捂着肚子，才觉得舒服点儿，需很长时间才能缓解。她找医生咨询，医生给她号脉后告诉她是因为体内寒湿导致的，让她平时少吃寒凉的食物，还给她介绍了一个小偏方——红糖艾叶水煮鸡蛋。服用后，痛经有了明显改善。

红糖艾叶水煮鸡蛋

材料 艾叶 10 克，鸡蛋 2 个，红糖适量。

做法 将艾叶加水煮成汁，加入煮好去壳的鸡蛋和红糖，再煮 10 分钟即可。

用法 经前服用，每天 1 次，连服 7 天。

功效 温经止痛，缓解痛经。

注意 要趁热食用，若放凉后再食用，调理效果不明显。

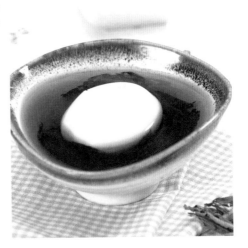

杨力教授提示

喝牛奶红糖水，让肚腹不再冷冰冰

将 5 克红糖放入 500 毫升牛奶中，搅拌均匀后煮沸即可饮用。每天 1～2 杯，可以调理寒凝血瘀引起的痛经，对于食欲不振也有疗效。

女性四大生理周期，健脾除湿很关键

97

经期腰部冷痛，隔姜灸神阙穴

肚脐又名"神阙穴"，自古以来就被养生家誉为保健养生"要塞"。神阙穴是任脉中的要穴，任脉总领人体的阴经经脉，循行人体前正中线，上连心肺，中经脾胃，下通肾脏，是人体经络之气汇聚的地方。

脐为脏腑之本，元气之根

中医认为，脐为五脏六腑之本、元气归脏之根。肚脐内通五脏六腑，有培元固本、健脾和胃、行气活血的作用，具有向四周及全身输布气血的功能。

温暖神阙，祛寒暖宫止腰痛

脐疗有温经通络、调理气血、补益脏腑的功效。冬季进行脐疗可调理脾胃虚寒，也能使身体气血循环畅通。要想缓解经期腰痛，可以采用隔姜艾灸神阙穴的方法。

艾灸和生姜共同作用，能消除体内的寒气，使气血调和，有疏通脏腑经络、温经暖宫、化瘀止痛的作用。艾灸，应长期坚持做。经常痛经的女性朋友，时常艾灸对身体很有好处。

隔姜灸神阙穴这样做

将新鲜生姜切成厚约 0.3 厘米的薄片，用针在姜片上扎几个小孔放在肚脐上。取艾炷放在生姜片上点燃施灸。每次灸 10~15 分钟。

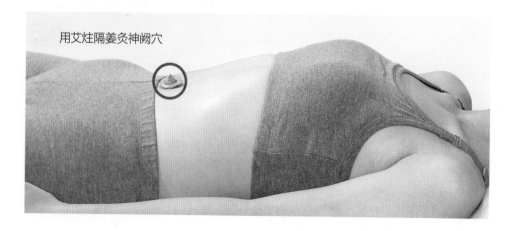

用艾炷隔姜灸神阙穴

经期头痛，用红酒煮苹果通经止痛

经期或经期前后出现以头痛为主要症状的病症，称为"经期头痛"。此为临床常见病证之一，可由精神因素诱发。

经期头痛多因气滞血瘀引起

中医认为，经期头痛是由于长期生活习惯不良或情绪不定引起的，这些原因会导致体内毒素长期瘀滞，毒素进入血管，引起血管扩张，从而造成头痛。调理经期头痛，以活血化瘀为主。

红酒苹果通经活络、改善头痛

红酒能够通经活络，缓解经期头痛；苹果含有多种维生素和酸类物质，可扩张血管，解除痉挛。

红酒煮苹果 活血止痛

材料 苹果2个，红酒适量。

做法 苹果去皮，用刀切成月牙状。把苹果放到锅里，倒入红酒没过苹果，用中火炖煮15分钟，关火。苹果在红酒中浸泡2小时后，即可食用。

用法 每天晚上食用1次。

功效 活血化瘀，缓解经期头痛。

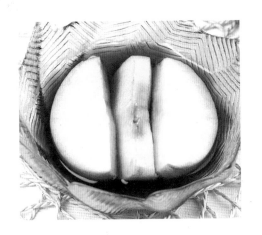

杨力教授提示

热水泡手、热毛巾外敷头部，可活血止痛

用一盆热水浸泡双手，并用热毛巾外敷头部，每次20分钟；连续用尖头梳子梳理头皮，可改善脑部供血。

轻松缓解宫寒痛经的小窍门

很多女性朋友在"好朋友"来拜访时会有小腹坠胀、腹部寒冷、疼痛难忍等感受，如何才能安然度过每月的那几天呢？下边教给你一些小窍门。

温暖神阙，祛寒暖宫止腰痛

"子宫暖，气色好；子宫寒，疾病生。"由此可见，对女人来说，做好保暖，尤其是腰腹部的保暖，并注意下身要少受凉是非常重要的。经期女性体内雌激素水平升高，同时大量失血，比平时更怕冷，因此更要做好保暖工作，尤其是腰腹的保暖，这样不仅可以保证子宫的温暖，同时，还能形成一个腰腹的温暖中心，使热量由此向四肢传导，升高全身的温度。

热水袋敷小腹

非常时期，保持身体暖和非常重要，这样可以加速血液循环，并松弛肌肉，尤其是针对痉挛及充血的骨盆部位。除了多喝热水、姜红茶外，用热水袋给腹部加温，也是一个不错的选择。这样能够温暖子宫，促进血液流通，并使血液的瘀阻迅速得到缓解，从而消除腹部胀痛。

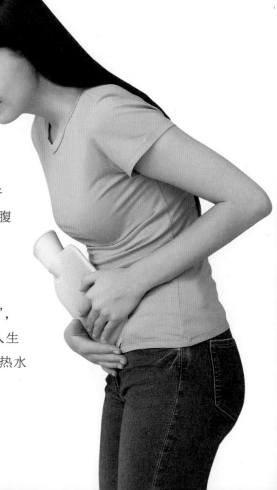

泡脚 + 搓脚心

中医认为，脚是人体的"第二心脏"，尤其是月经来潮时，直接用热水或加入生姜、艾叶、益母草、红花、盐等材料的热水泡脚，有助于排出体内寒气，赶走痛经。

女人 30+　祛湿胖、补脾胃、更年轻

孕期补脾养气血，精心孕育小生命

女性的胎孕生产，都与脾胃密切相关

众所周知，女性的胎孕生产和生殖系统有关系，却很少有人听说过和脾胃有什么联系。女性的胎孕生产，都与脾胃密切相关。

胎儿的健康发育离不开母体脾胃的作用

脾胃的主要功能是运化水谷精微，后天的营养物质要通过脾胃的运化作用才能在机体运行输布、被机体利用，才能提供足够的能量用来孕育胎儿。因此，胎儿的健康发育和成长自然也离不开母体脾胃的作用。

母体的脾胃功能低下、营养跟不上，就会影响胎儿的正常发育，出现生长迟缓的现象，严重的甚至会出现胎儿停止发育而流产的情况。水液的运行输布也依靠脾胃的作用，脾胃失常，很容易导致羊水过多或过少，羊水是胎儿成长的培养基，羊水异常会影响胎儿的发育。

另外，脾主肌肉，肌肉的收缩作用、韧带的悬挂作用都和脾气密切相关。随着胎儿在子宫内发育成长，给母亲的子宫和腹部造成的重力作用越来越大，若孕妇脾胃虚弱，脾气不足，就很难维系胎儿的重量；若母亲子宫下坠严重，就很容易出现出血、腹痛的症状。所以大月份的流产，大多数和脾胃的功能虚弱有关系。

忌用冷食当早餐，脾胃才能不受伤

早晨，大地温度尚未回升，人体的脏腑、筋骨皮毛、肌肉等组织还处在收缩的状态，体内的正气开始升发。如果这时候吃喝冰冷的食物，会使脏腑受损、气血瘀滞。所以早餐应该吃热食，这样才能暖养脾胃、呵护脏腑。

体寒的女性难受孕

夏天天气炎热，很多女性朋友喜欢享受空调的凉爽，但过于贪凉，就会让子宫不爽。子宫并不喜欢这种"凉爽"，反而更喜欢温暖。长期如此"凉爽"，子宫就会受寒，功能降低，出现各种不适，甚至造成女性不孕。

三类女性更易患"宫寒"

阳虚体质者

此类体质者，平日就怕冷，手脚容易发凉，体内"阳气"不足，所以出现"宫寒"的概率比其他体质的人群要大。

贪冷的女性

特别爱吃冷饮，或贪图空调的凉爽，或为了漂亮，隆冬时节着装单薄，让腰腹部着凉，这些女性都是易出现宫寒的人群。

脚部受寒的女性

脚后跟是子宫和卵巢的反射区，脚部受寒，就是子宫和卵巢的反射区受寒，也易导致宫寒。

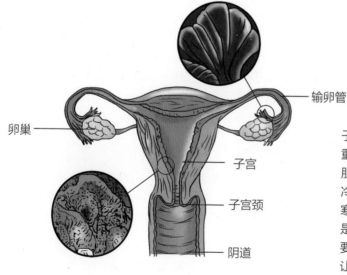

输卵管

卵巢

子宫

子宫颈

阴道

子宫和卵巢是女性生育的重要器官。需要提醒女性朋友的是，子宫是非常怕冷的，而且一旦子宫受寒，给女性带来的伤害也是巨大的，所以女性一定要保护自己的子宫，不要让其受寒。

宫寒引起的怀孕困难，用阿胶糯米粥补血暖宫

阿胶不仅能促进血中红细胞和血红蛋白的生成，还能促进钙的吸收。多用于调理各种出血或贫血等，子宫内的血液畅通了，宫寒的症状就能有所缓解。

马女士婚后3年没有生育，她和丈夫之前看过医生，做过许多检查，男方各方面都正常，女方也没患上具体病症，只是月经经常推迟，来月经时总是小腹疼痛、手脚冰凉，热敷后疼痛才能得到缓解。这是典型的宫寒不孕。马女士后来经常服用阿胶糯米粥，终于怀孕了。

阿胶，出自驴身上的补血佳品

阿胶，为驴皮熬成的胶块，因出自山东东阿，所以称为阿胶，为补血佳品。《本草纲目》中称其为"圣药"。

人群宜忌

脾胃虚弱、食欲缺乏者及体内有痰湿或呕吐、泄泻、感冒发热者不宜食用。

阿胶糯米粥 补血益气

材料 阿胶12克，糯米60克。

调料 黄酒、红糖各适量。

做法

1. 阿胶用黄酒浸泡化开，糯米浸泡2小时。
2. 锅置于火上，放糯米和适量水，大火烧开后改小火。
3. 粥熟时，放入阿胶，小火继续熬煮。
4. 待粥烂熟时，放红糖，搅匀。

注意 阿胶补血养血，与糯米同食，可以防治宫寒不孕。

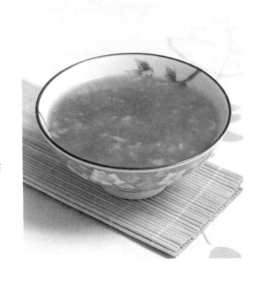

4 女性四大生理周期，健脾除湿很关键

妊娠呕吐不想吃饭，用甘蔗姜汁来止呕

　　孕期准妈妈经常会有反胃呕吐的问题，经常呕吐，吃不下东西，营养就会跟不上，家人也都跟着着急。

怀孕呕吐胃口差，甘蔗姜汁帮你忙

　　28 岁的姑娘小范怀孕不久就开始呕吐，每一次用餐都成为折磨。她起初觉得呕吐一阵子就会好，可 1 个月过去了，她的呕吐症状反而越来越严重。小范很担心自己这样吐下去，肚子里的宝宝吸收不到充分营养，非常焦虑。我为她介绍了一个食疗方——甘蔗姜汁。小范用了不到 1 个疗程，呕吐就明显缓解了。

甘蔗＋姜，清热和胃、降逆止呕

　　甘蔗能够滋养润燥、清热润肺，可以清热和胃、生津止渴；姜有暖胃的功效，可以降逆止呕。两者打成汁服用，对于缓解妊娠呕吐有很大的帮助。

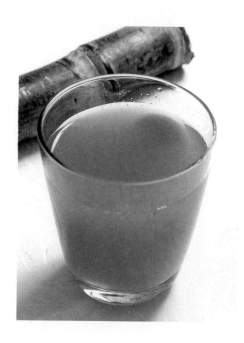

甘蔗姜汁　和胃止呕

材料　甘蔗 150 克，新鲜生姜 20 克。

做法　甘蔗去皮，新鲜生姜洗净去皮，均切成块，一起榨汁。

用法　每次服用 30 毫升，每日 3 次。

功效　缓解妊娠呕吐。

注意　发红霉变的甘蔗易产生有毒物质，应避免挑选和食用。

赤小豆鲤鱼汤，有效消除妊娠水肿

赤小豆，在我们生活中很常见，有清热祛湿、利水消肿、清心除烦、补血安神的功效。鲤鱼味甘、性平，入肾、肺经，有补脾健胃、利水消肿、通乳、清热解毒、止嗽下气的功效。

赤小豆搭配鲤鱼，消肿效果好

中医认为，鲤鱼本身就是利水的食物，和赤小豆一起煮后，作用更强。其实，许多女性孕期水肿是体内运化之力不足导致的，如腿部水肿。这时候，喝赤小豆鲤鱼汤有利于消肿。

杨力教授提示

妊娠水肿，谨防妊娠高血压

如在妊娠晚期只是脚部、手部轻度水肿，无其他不适，可不必做特殊治疗。通常到了晚上水肿会稍重一些，经过一夜睡眠水肿会减轻。如果早上醒来后水肿还很明显，整天都不见消退，最好及早去看医生，以防合并轻度妊娠高血压综合征。

赤小豆鲤鱼汤 消肿利尿

材料 鲤鱼250克，赤小豆100克。

做法 鲤鱼去内脏及鳞，洗净，赤小豆洗净；鲤鱼和赤小豆一起入锅煮熟食之，不用加盐。

用法 每天喝汤1次，食鱼、豆，连吃数日。

功效 主治脾虚型妊娠水肿。

注意 如果孕期水肿消了，就不用再喝此汤，因为孕妇饮食的原则是多样性，不要一直吃同一种食物。

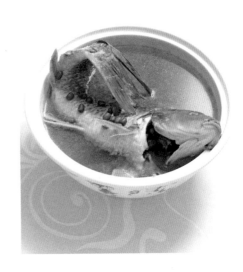

4

女性四大生理周期，健脾除湿很关键

产后补养脾胃，月子病不来打搅

女性产后第一件事：排瘀血

产后，许多女性感到自己像是退化了，判断力下降，事情转眼就忘，整天头昏脑胀，注意力也不容易集中。追其原因，是因为产后没有得到很好的保养，没有将身体中的瘀血排干净，或者没有滋补好身体，导致了血虚。

女性产后瘀血的典型表现

女性身体中有瘀血，首先表现就是记忆力下降，同时会出现口干咽干的症状，冬天手脚冰凉，脸上会有黑斑，皮肤干燥，有些人身体还会局部疼痛，且疼痛白天轻、晚上重。生产过程本身就很容易出现瘀血，再加上许多人是剖宫产，创面如果愈合不佳，也会产生瘀血。这正是女性产后身体容易虚弱的重要原因。

女性产后应该如何排除瘀血

古代女性在坐月子的时候，常会服用活血化瘀的食物，这有助于产后恶露的排出。后世则多用"生化汤"，这对瘀血和恶露的化除很有好处。生化汤有养血祛瘀、温经止痛的功效。主治血虚寒凝、瘀血阻滞证，产后恶露不行，小腹冷痛。临床常用于治疗产后子宫复旧不良、产后宫缩疼痛、胎盘残留等属产后血虚寒凝，瘀血内阻者。

现在药店有生化颗粒出售，服用更加方便，有此类问题的女性朋友可以遵医嘱服用。

产后体虚，喝参麦茶来调理

产后体虚是指女性产后的一种亚健康或疾病状态。分娩过程中的能量消耗、创伤和出血，导致女性元气耗损、气血不足，就称为产后体虚。主要症状有怕冷，怕风，出虚汗，腰膝酸软，小腹冷痛，心悸气短，四肢乏力，月经量少、色黑，白带多等。

太子参补脾肺、益气生津

太子参，入肺、脾经，能够补益脾肺、益气生津，对于女性因为分娩时津液流失较多而造成的产后虚弱有良好的恢复作用；浮小麦主治阴虚发热、盗汗等身体虚弱之症。

参麦茶 补肺益气

材料 太子参 10 克，浮小麦 15 克。

做法 将上述两味药放入盛有沸水的保温杯中，浸泡 15 分钟后，代茶饮用。每天 1 剂，可连续服用。

功效 调理产后虚弱。

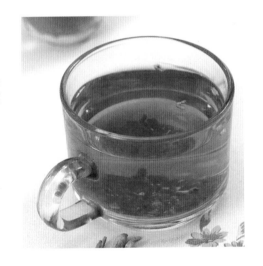

杨力教授提示

喝红豆汤，活血化瘀除恶露

可用红豆和红糖，熬成红豆汤食用。先将红豆充分浸泡，然后下锅熬煮。待豆熟，加入红糖，再煮 5 分钟即可食用，与参麦茶有同等功效。

4
女性四大生理周期，健脾除湿很关键

坐月子补血，北吃小米南吃鸡

产后女性最容易亏血，所以吃对补血的食物很重要。有人说坐月子吃鸡蛋好，有人说喝小米粥好，还有人说喝鸡汤更有营养。究竟坐月子吃什么最好呢？适合自己的才是最好的。

中医认为，人体是"参差不齐"的，坐月子要根据自己的健康状况来进补。南方人和北方人吃的东西往往不一样。

北方人宜补肾元

北方人坐月子通常喝小米粥，这与北方人的体质有关。北方人体质偏水，水性偏寒，寒气通于肾，所以宜补肾元。

小米为肾之谷

李时珍在《本草纲目》中记载："粟米味咸淡，气寒下渗，肾之谷也，肾病宜食之……降胃火，故脾胃之病宜食之。"就是说肾及脾胃不佳者都能吃小米。小米味甘咸，有和胃温中、清热解渴、健胃除湿安眠等功效，内热者和脾胃虚弱者更适合食用它。产后女性体内气血虚弱，而脾胃为气血生化之源，这时适当多喝一些小米红枣粥、小米红豆粥、小米红糖粥等，不仅可以补养脾胃，而且有较好的补血功效。

南方气温高，阳虚者多

相对于北方来说，南方气温较高，南方人体质虽然偏火，但因阳气耗散较多，所以阳虚的情形较多。阳虚的表现就是畏寒怕冷，所以应吃一些补阳食物，如鸡肉、红枣等。

鸡肉性温，补阳虚

中医认为，鸡肉性温，归脾、胃经，能温补、生发气血，善于调理气血不足的虚损证。女性坐月子时，吃鸡的方法首选炖鸡汤。这样不仅有助于缓解生产过程中流失气血导致的体力疲乏，而且有助于产后抑郁的治疗。

鸡蛋红糖小米粥 滋阴养血

材料　小米100克，鸡蛋2个，红糖适量。

做法

1. 小米淘洗干净，鸡蛋打散。
2. 锅中加适量清水烧开，加小米大火煮沸，转小火熬煮，待粥烂，加鸡蛋液搅匀，稍煮，加红糖搅拌均匀即可。

功效　红糖可暖胃健脾、活血散瘀，特别适合产妇恶露不净时食用。

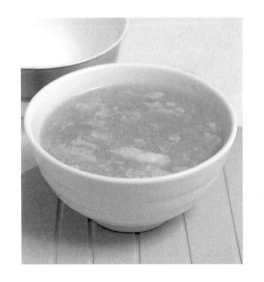

香菇鸡汤 补脾益气

材料　鸡半只，枸杞10克，鲜香菇5朵。

调料　料酒、姜片、盐、香油、香菜段各适量。

做法

1. 鸡肉洗净，切成块，焯去血水；鲜香菇洗净，去蒂，切块；枸杞洗净。
2. 砂锅置于火上，放入鸡肉块、鲜香菇块、姜片、枸杞，加入适量清水、料酒，大火烧开后转小火继续炖煮50分钟，撇去浮沫，淋入香油，调入盐，撒上香菜段即可。

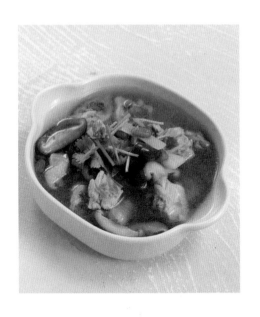

杨力教授提示

坐月子期间尽量少碰冷水

洗手、洗菜、洗奶瓶时，产妇最好用温水冲洗。因产后百脉空虚，风寒容易通过关节、皮肤囤积在体内，导致日后头痛、关节酸痛等病症，所以产妇坐月子时尽量少碰冷水。

4
女性四大生理周期，健脾除湿很关键

产后缺乳，木瓜炖鲫鱼通经络

母乳是宝宝最好的营养品，可当下不少产妇存在产后乳少甚至无乳的情况。这就需要通过调理，让乳汁充盈起来。

产后缺乳的原因是什么

产后乳汁少或完全无乳，称为缺乳。乳汁的分泌与产妇的精神、情绪、营养状况、休息和活动状况都有关系。乳汁过少可能是由乳腺发育较差、产后出血过多或情绪欠佳等因素引起，或是由乳汁不能畅流导致，感染、腹泻等也可使乳汁缺少。

木瓜搭配鲫鱼，祛寒下乳功效好

木瓜营养丰富，具有通乳丰胸、消食健脾的作用；鲫鱼含有丰富的蛋白质，具有健脾利湿、和中开胃、活血通络、温中下气的作用。尤其是鲫鱼汤，不但清热解毒，还有助于增加产妇的奶水，是产后女性很好的滋补品。

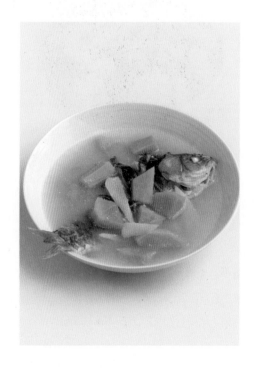

木瓜炖鲫鱼 活血通乳

材料 木瓜片 250 克，净鲫鱼 300 克。

调料 盐 4 克，料酒 10 克，姜片 5 克，植物油适量。

做法

1. 锅置于火上，倒植物油烧热，放入净鲫鱼煎至两面金黄色铲出。

2. 将煎好的鲫鱼、木瓜放入汤煲内，加入料酒、姜片，倒入适量水，大火烧开，转小火煲 40 分钟，加入盐调味即可。

用法 此汤补虚下乳，适合产后缺乳的新妈妈食用。奶水充裕的新妈妈不宜饮用。

注意 汤不要一次做很多，不然过夜或者放很久的话，营养物质会流失。

产后腰痛，喝肉桂山药栗子粥缓解

中医认为，寒湿侵入腰部，可引起肾经不通，使腰部气血流通不畅，从而导致产后腰痛。缓解产妇寒湿阻络引起的腰痛，散寒祛湿是关键。

肉桂、栗子、山药，祛寒湿、温腰背

肉桂味辛，性大热，归肾、脾、心、肝经，具有散寒止痛、活血通经的功效，用于宫冷、腰膝冷痛、肾虚作喘等病症。李时珍在《本草纲目》中记载，山药有健脾补益、滋肾固精的功效。栗子性温，味甘，入脾、胃、肾经，有养胃健脾、补肾强筋、活血止血的功效，主治反胃不食、筋伤骨折、瘀肿疼痛等病症。

肉桂山药栗子粥 散寒健脾

材料 肉桂、干姜各 10 克，白术 20 克，甘草 6 克，山药 30 克，茯苓 15 克，去壳栗子、糯米各 50 克。

做法 先将肉桂、干姜、白术、甘草放进砂锅中加水浸泡，先煎 30 分钟倒出药汁；加水再煎 20 分钟后将药汁倒出来，两次药汁混合后倒入砂锅；再放入山药、茯苓、去壳栗子、糯米，用小火炖煮成粥。

用法 不拘时服用，晚上睡觉前趁热喝 1 碗效果更好。

功效 适合腰痛沉重、穿着保暖则症状减轻的产妇。

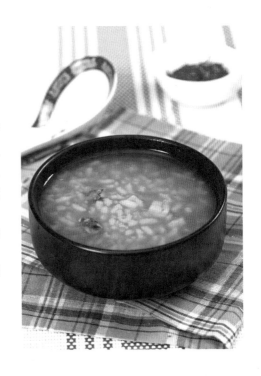

4 女性四大生理周期，健脾除湿很关键

更年期补足气血，顺利跨过这道坎

更年期是女性的一道坎

女性到了 45 岁左右，都会面临更年期这道坎。更年期，是指卵巢功能逐渐由盛变衰，直至完全消失的过渡时期，包括绝经前后的一段时间。一般女性会在 53 岁左右绝经。

进入更年期，养生很重要

过早进入更年期，会导致卵巢提前衰退、萎缩，加速女性衰老的步伐，所以，对即将进入更年期，或者已经进入更年期的女性来说，养生尤其重要。调理好了，可以延缓卵巢的衰退，推迟绝经的时间，保持健康和美丽。许多女性患有更年期综合征，苦不堪言。

更年期综合征的常见症状

更年期综合征常见症状有月经紊乱、潮热出汗、胸闷、心慌、气短、失眠多梦、疲倦乏力、便秘、食欲不振等。

女性如何才能平稳度过更年期

之所以叫更年期综合征，是因为症状很多，又会同时爆发出来，会让女性烦躁、焦虑，无所适从。不过，仔细分析，其实可以归纳为三个方面的问题：一是肝气郁结，二是正气不足，三是血虚血瘀。既然是综合征，就不可能是单独的一个问题，大多数女性的更年期综合征是肝气郁结、正气不足和血虚血瘀三者皆有，调理时，要注意同时进行。调理正气的方子有很多，推荐使用"乌鸡白凤丸"。

沙参玉竹老鸭汤，缓解更年期不适

中医认为，寒邪为阴邪，而女性体质本为阴性，自然也就更易受寒邪的侵犯。尤其是处于更年期的女性，会出现阴虚，致肾气虚衰，肾精无力化血，肝血来源不足，导致肝肾阴虚，气滞血瘀，全身或局部血液循环不良。加之寒邪入侵，就会出现各种不适症状，表现在情绪方面就是肝气郁结引起的情绪波动大。

沙参、玉竹、老鸭一起炖汤，缓解更年期不适

沙参能滋阴生津、驱寒排毒，玉竹能养阴润燥，老鸭能滋阴补血。三者合用，使得本汤有滋补养阴的功效。

沙参玉竹老鸭汤 `滋阴养血`

材料 老鸭1只，玉竹50克，沙参50克。

调料 老姜片3克，料酒、盐各适量。

做法

1. 老鸭洗干净，斩成块；锅里放冷水，放入鸭肉。

2. 煮开后，转小火，撇去浮沫，再稍微煮会儿，把浮在表面的油也撇去。

3. 加适量料酒，把洗干净的玉竹、沙参、老姜片一起放入。

4. 用小火煲2小时，出锅时加盐调味。

功效 该汤有滋阴生津、补血行水的作用。

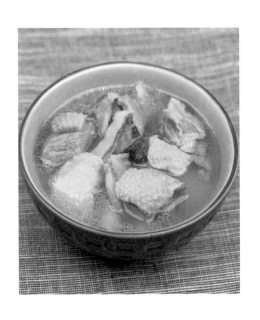

杨力教授提示

枸杞杜仲茶，缓解更年期烦躁情绪

中医认为，出现更年期症状与肾虚及肝气不舒有密切关系，因此治疗以滋阴补肾养肝为原则。枸杞、杜仲均可补肾养肝，枸杞还有明目、安神的作用，杜仲还可强筋骨。

4

女性四大生理周期，健脾除湿很关键

113

更年期易失眠，心脾同养才能睡得香

中医认为，人有七情，属于精神活动范围，包括喜、怒、忧、思、悲、恐、惊，它们都与人的五脏密切相连。

人体处于阴阳平衡的状态，脏腑等器官的生理功能才会正常，正常的情绪波动不会危害人的健康。更年期女性剧烈的情绪变化或长期处在消极情绪状态中，就会打破人体阴阳平衡的状态，导致人的气血循环紊乱，使人容易失眠。

失眠常因多思引起

如果遇到百思不得其解的事情，非要去思虑，容易使心脾气血受损。《黄帝内经》说"思伤脾"。过度思虑，会使脾气郁结，脾脏气血运行不畅，运化功能失调，就会导致腹部胀满、不思饮食、睡眠不安等问题。

小麦、酸枣仁、红枣，养心神、健脾胃

小麦有养心、益肾、除热、止渴的功效，酸枣仁有软化血管、宁心安神的作用，红枣可以补益心脾、促进睡眠。

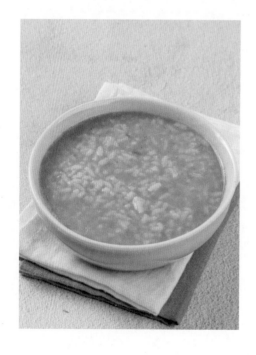

麦枣粥 健脾安神

材料 酸枣仁30克，小麦30 ~ 60克，粳米100克，红枣20克。

做法
1. 将小麦、酸枣仁、红枣洗净装入布袋，扎紧袋口放入锅内，加水烧沸。
2. 小火煎煮40分钟。取出药袋，煎汁留锅内，加入粳米同煮成粥。

用法 每天2~3次，趁热服用。

功效 此粥可缓解神志不宁、焦虑、失眠等症。

注意 粥中小麦以浮水者为好，煮粥时要等到麦熟才有功效。

女人30+ 祛湿胖、补脾胃、更年轻

114

更年期易脱发，按揉头顶百会穴能预防

中医认为，很多更年期女性脱发是因湿热内蕴。湿热都是往上走的，很容易到达头顶；头顶又是阳气最盛的地方，头顶的百会穴就是诸阳之会，阳气最盛。湿热之气在头顶蒸腾，就容易导致秃顶。

脱发的主要原因

饮食因素

喜食肥甘油腻、带刺激性的食物。

精神因素

现代社会节奏快，很多人压力非常大，很容易引发精神性脱发。

个人体质

脱发也会因为个人体质而引发，很多人脱发是因为遗传因素。

生活不规律

熬夜，过度吸烟、饮酒，生活极不规律，也会导致头发干枯且脱发。

肝肾虚

中医认为，发为血之余。而肝主藏血，肾为先天之本，肾主藏精，体内肾气的盛衰在外部的表现，能从头发上显露出来。如果肝肾虚、血气不足就会引起脱发。

不花钱防脱发秘招

除因疾病引起的脱发外，自然脱发多是头部血液循环不畅引起的，因此适度地按摩头皮能改善头部血液循环，减少脱发。按摩百会穴，效果更好。

百会穴为百脉交汇之穴，可以畅通百脉，调和气血，扩张局部血管，从而改善局部血液循环。以拇指指腹作用于百会穴，力度适中，以患者不觉得痛为宜，用力时不是用手指力，而是呼气、沉肩，肩发力于臂而贯于手指。

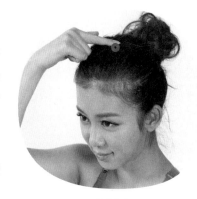

百会穴
头顶正中心，两耳尖连线与鼻子到后颈正中线的交叉点。

如何消除更年期不良情绪

更年期的女性心烦、潮热、情绪不稳，很容易感到孤独、焦虑、抑郁……这些现象很正常，需要勇敢地面对。在处于消极情绪周期和临界期的时候，可多出去走走，参加体育锻炼，放松思想、放宽心情。

感到忧郁不安时，如何化解负面情绪

当你感到忧郁不安，同时伴有腹胀、消化不良、心慌、出汗、心跳加速、失眠等现象时，慢跑、练瑜伽、游泳都是不错的选择，能让人身心舒缓，使我们静下来。

容易紧张的人可以选择足球、篮球、排球运动，这些运动在赛场上形势多变，紧张激烈，只有沉着冷静地应对，才能取得优势。如果能经常在这种激烈场合中接受磨炼，以后再遇到事情就不会过于紧张，更不会惊慌失措。当感到抑郁、苦闷时，最好选择简单、有一定强度的运动，跑步、打网球都有利于帮助你转移注意力，走出抑郁的困扰。想发火的话就选择登山、跑步、打网球，这些运动能大量消耗体力，同时将负面的情绪也宣泄掉了，愤怒自然就消失了。

在情绪危险期，如何解除身心疲劳

在情绪危险期，有了烦心事不想向亲人、朋友倾诉的话，可在房间里摆放一些鲜花。中医认为，鲜花草木，以其色、香、味构成不同的"气"，对人的身心有治疗的功效。

花草不仅美化了环境，还对人的身心健康有好处。闻花香，欣赏美丽的花朵，令人心旷神怡，一切烦恼和疲劳都会烟消云散。紫罗兰和玫瑰的花香都能使人心情愉快、舒畅；桂花有解郁、理气的功效；茉莉花的香气可驱虫防蚊；菊花的花香，有舒缓紧张情绪、解除身心疲劳的功效。

杨力教授提示

出现负面情绪的时候，女性应该学会独处

一个人的时候，是跟自己内心对话的最好时机。可以问自己一些问题，如："我是什么样的人？""我正在面对什么样的人生？""我想过什么样的生活？"倾听当下最真实的心声，接纳此刻最完整的自己。这样能帮助你理清思路，扫除负面情绪。

女人30+ 祛湿胖、补脾胃、更年轻

普普通通的食物，
是女性健脾除湿的"圣物"

谷豆类

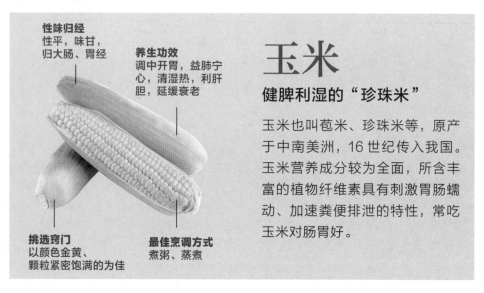

性味归经
性平，味甘，
归大肠、胃经

养生功效
调中开胃，益肺宁心，清湿热，利肝胆，延缓衰老

挑选窍门
以颜色金黄、颗粒紧密饱满的为佳

最佳烹调方式
煮粥、蒸煮

玉米
健脾利湿的"珍珠米"

玉米也叫苞米、珍珠米等，原产于中南美洲，16世纪传入我国。玉米营养成分较为全面，所含丰富的植物纤维素具有刺激胃肠蠕动、加速粪便排泄的特性，常吃玉米对肠胃好。

玉米，健脾利湿又开胃

中医认为，玉米有健脾利湿、开胃等功效，其含有丰富的B族维生素，具有消除疲劳、预防便秘、治疗胃溃疡的作用。

这样吃最养人

清蒸： 鲜玉米可单独清蒸，营养价值很高，而且味道很香。此外，玉米胚尖含有丰富的营养物质，可增强新陈代谢，使女性皮肤光滑细嫩，所以吃鲜玉米的时候一定要带着胚尖吃。

人群宜忌

✓ 适合老年人，便秘者

✗ 腹胀者

食材巧搭配

玉米 + 胡萝卜 ▶ 健脾胃，增强免疫力

玉米 + 绿豆 ▶ 健脾除湿，呵护肌肤

食用提醒

煮玉米粥和做玉米面饼、窝窝头时，可稍微放点碱面。因为玉米的烟酸是结合型的，在碱性环境中被解离出来，容易被人体吸收。

特效小偏方

玉米粉山药粥

玉米粉90克，山药60克，加水煮粥。此粥可以缓解小便不利、水肿。

玉米绿豆粥 健脾清热、利湿

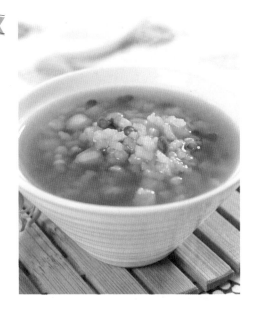

材料 玉米粒 100 克，绿豆 50 克，糯米 30 克。

做法

1. 将绿豆、玉米粒、糯米洗净，绿豆、糯米用水浸泡 4 小时。

2. 锅内放适量清水烧开，加玉米粒、绿豆和糯米，大火煮开后转小火，熬煮 40 分钟即可。

功效 玉米可以健脾胃，绿豆可以清热祛湿。两者结合煮粥，有很好的健脾利湿的功效。

胡萝卜玉米排骨汤 提高免疫力

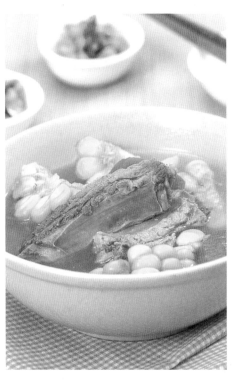

材料 玉米 1 根，排骨 300 克，胡萝卜 50 克，牛蒡 50 克。

调料 盐适量。

做法

1. 排骨洗净，斩段，焯去血沫，用清水冲洗干净；牛蒡用小刷子刷去表面的黑色外皮，切成小段；玉米洗净，切小段；胡萝卜洗净，去皮，切块。

2. 把排骨段、牛蒡段、玉米段、胡萝卜块一起放入砂锅中，加适量清水没过食材；大火煮沸后转小火再炖 1 小时，出锅时加盐调味即可。

功效 玉米和胡萝卜富含胡萝卜素，可以保护眼睛；排骨富含蛋白质，能提高机体免疫力；牛蒡可以增强人体的抗病能力。这款汤非常适合免疫力低下的人食用。

5

普普通通的食物，是女性健脾除湿的「圣物」

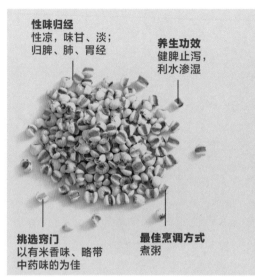

性味归经
性凉，味甘、淡；
归脾、肺、胃经

养生功效
健脾止泻，
利水渗湿

薏米
祛湿益脾的佳品

薏米又称薏苡仁、苡仁、六谷子，有健脾祛湿、利水消肿等功效。中医认为薏米能"健脾益胃，补肺清热，祛风燥湿"。薏米是一种对脾、肺两脏都有益的食材，而且性质温和，微寒而不伤胃，益脾而不滋腻。

挑选窍门
以有米香味、略带
中药味的为佳

最佳烹调方式
煮粥

薏米，健脾益胃、消食

薏米营养丰富，被誉为"世界禾本科之王"，含有多种维生素和矿物质，可以促进新陈代谢和减少胃肠负担。经常食用薏米对慢性肠炎、消化不良等症也有效果，还可以利水渗湿、健脾止泻。

这样吃最养人

煮汤： 生薏米煮汤食用，有利于祛湿除风，还能辅助调理湿疹。

人群宜忌

✓ 脾胃虚弱、消化不好、腹泻者
✗ 大便干燥、尿频者

食材巧搭配

薏米 + 粳米 ▶ 补脾除湿
薏米 + 板栗 ▶ 健脾益胃

食用提醒

可以将薏米当作杂粮食用，不仅能熬粥，还可做成米糊等，这样有利于身体吸收。

⸻ 特效小偏方 ⸻

赤小豆薏米粥

赤小豆 20 克，薏米 80 克，煮粥，早晚食用。此粥可以祛除脾湿，呵护脾胃，促进消化。

食谱推荐

山楂薏米陈皮粥 开胃消食

材料 大米、薏米、山楂各 50 克，陈皮 10 克。

调料 红糖 5 克。

做法

1. 陈皮洗净，切丁；大米洗净，用水浸泡 30 分钟；薏米洗净，浸泡 3 小时；山楂洗净后去核。

2. 锅内加适量清水烧开，加入陈皮丁、大米、薏米、山楂，大火煮开后转小火煮 50 分钟，加入红糖搅匀。

功效 陈皮和山楂一样可以助消化、增进食欲。如果食欲缺乏或者吃得过于油腻，不妨熬点陈皮山楂粥，不仅解腻，还对脾胃有好处。

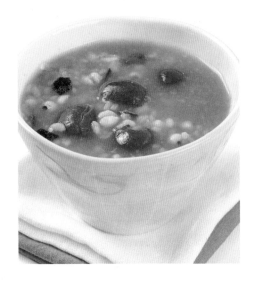

薏米橘羹 促进代谢、增强免疫力

材料 橘子 300 克，薏米 100 克。

调料 水淀粉适量。

做法

1. 将薏米淘洗干净，用冷水浸泡 2 小时；将橘子剥皮，掰成瓣，切块。

2. 锅置火上，加入适量清水，放入薏米，用大火煮沸后改小火慢煮。

3. 薏米烂熟时加橘子块烧沸，用水淀粉勾稀芡即可。

功效 薏米含多种维生素、矿物质，能促进新陈代谢；橘子富含维生素 C 和柠檬酸等物质，有增强免疫力的作用。

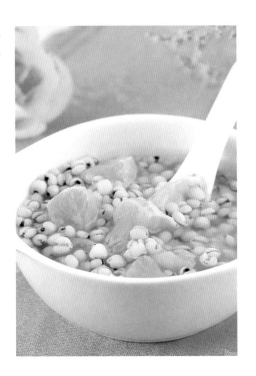

5
普普通通的食物，
是女性健脾除湿的「圣物」

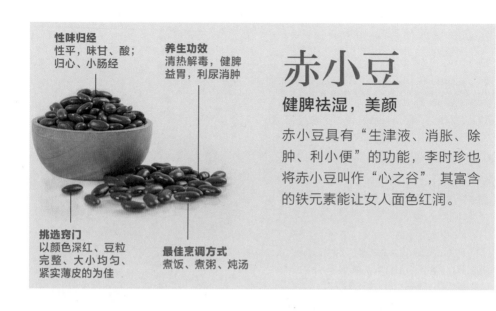

性味归经
性平，味甘、酸；
归心、小肠经

养生功效
清热解毒，健脾
益胃，利尿消肿

赤小豆
健脾祛湿，美颜

赤小豆具有"生津液、消胀、除肿、利小便"的功能，李时珍也将赤小豆叫作"心之谷"，其富含的铁元素能让女人面色红润。

挑选窍门
以颜色深红、豆粒完整、大小均匀、紧实薄皮的为佳

最佳烹调方式
煮饭、煮粥、炖汤

赤小豆可养血安神

红色食物具有补血养心、消除血管内瘀血的作用，赤小豆还富含铁元素，具有造血功能，人的颜面泛出红润之美，离不开铁元素。多吃赤小豆可以补血安神。

这样吃最养人

煮粥： 赤小豆、小米各 50 克，大米 30 克，一起煮粥食用，可防止脂肪沉积。

人群宜忌

✓ 水肿、肾炎患者；产妇、哺乳期女性
✗ 尿频者

食材巧搭配

赤小豆 + 鲫鱼 ▶ 利尿消肿
赤小豆 + 糯米 ▶ 益气催乳

食用提醒

用赤小豆煮粥时，赤小豆尽量煮得软烂一点，以免外皮不够烂，影响口感。

---特效小偏方---

赤小豆薏米绿豆汤

绿豆 50 克，薏米、赤小豆各 15 克，莲子、百合各 10 克，大枣 6 颗，加适量清水熬煮即可，每日 1 次，连服 3 天。此汤可健脾祛湿，驱寒排毒。

女人 30+ 祛湿胖、补脾胃、更年轻

赤小豆凉糕

材料 赤小豆 300 克,琼脂 15 克。

调料 白糖 20 克。

做法

1. 赤小豆洗净,浸泡 4~5 小时,然后放锅内蒸熟。

2. 将蒸熟的赤小豆用勺子碾压滤出豆沙;琼脂洗净,加水略泡,然后放入锅中隔水蒸至溶化。

3. 将豆沙加入白糖、琼脂和适量水拌匀,然后倒入锅中煮至黏稠状,趁热倒入容器中(最好是方形容器),自然冷却后放入冰箱,冷藏 1 小时后取出,倒扣出来切块食用即可。

功效 赤小豆做成凉糕食用,有很好的健脾滋阴功效,有助消食祛湿,十分适合女性朋友食用。

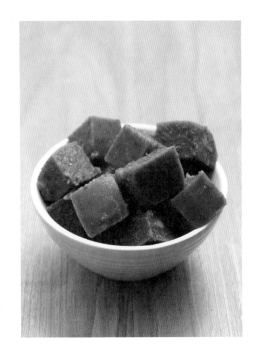

冬瓜赤小豆鲫鱼汤 祛湿消肿

材料 赤小豆 50 克,冬瓜 200 克,鲫鱼 1 条。

调料 姜片、盐、植物油各适量。

做法

1. 赤小豆洗净,用水浸泡 4 小时以上;冬瓜洗净,去皮切片。

2. 鲫鱼收拾干净,放油锅中煎至两面微黄。

3. 将煎好的鲫鱼和赤小豆、冬瓜、姜片一起放入砂锅,加清水没过材料,大火煮沸后改小火慢炖 2 小时,加盐调味即可。

功效 赤小豆有健脾祛湿、养颜解毒的功效;冬瓜能利尿消肿、解暑气;鲫鱼也是很好的健脾祛湿材料。三者都有祛湿功效,一起熬汤,味道清淡,富有营养。

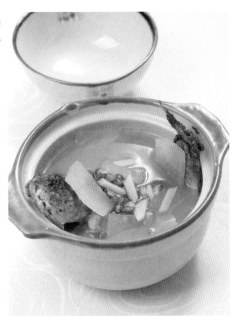

5
普普通通的食物,
是女性健脾除湿的「圣物」

蔬菜类

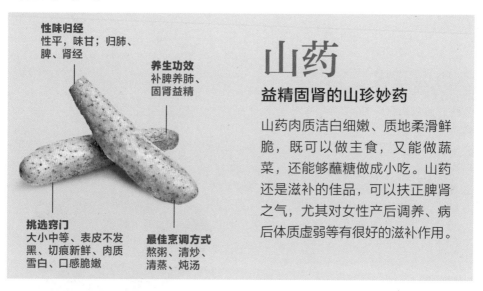

性味归经
性平，味甘；归肺、
脾、肾经

养生功效
补脾养肺、
固肾益精

山药
益精固肾的山珍妙药

山药肉质洁白细嫩、质地柔滑鲜脆，既可以做主食，又能做蔬菜，还能够蘸糖做成小吃。山药还是滋补的佳品，可以扶正脾肾之气，尤其对女性产后调养、病后体质虚弱等有很好的滋补作用。

挑选窍门
大小中等、表皮不发黑、切痕新鲜、肉质雪白、口感脆嫩

最佳烹调方式
熬粥、清炒、清蒸、炖汤

山药润肺生津、健脾养胃

据中医古籍记载，山药有聪耳明目、延年益寿的功效，对人体健康很有益，因此被称为"食物药"。山药中含有重要的营养成分薯蓣皂素，有滋阴补阳、增强新陈代谢的功效，女性常食山药可以润泽皮肤、滋阴养颜。

这样吃最养人

熬粥： 山药熬煮的时间不要过长，久煮容易使山药中所含的淀粉酶遭到破坏，降低其健脾的功效。

人群宜忌

✓ 气短体虚、筋骨酸软、面黄目眩者
✗ 感冒、大便干燥及胃肠积滞者

食材巧搭配

山药 + 莲子 ▶ 滋阴补肾、养心健脾
山药 + 鸭肉 ▶ 补阴养肺

食用提醒

山药不要和碱性药物一起服用，否则会引发胃肠不适。山药有涩肠的作用，严重便秘者尽量少吃山药。

（特效小偏方）

山药扁豆茶

白扁豆、山药各100克，将白扁豆炒黄、捣碎，山药去皮、切片。将两者水煎取汁，加白糖化开，即可饮用。此茶可缓解寒湿导致的白带异常。

食谱推荐

百合山药枸杞甜汤 清肠润肺、滋润肌肤

材料 山药150克，干百合15克，枸杞10克。

调料 冰糖适量。

做法

1. 山药去皮洗净，切小块；干百合、枸杞分别用清水洗净，泡发。

2. 锅置火上，倒入适量清水，大火煮沸，放入山药块、百合，改小火煮至山药块熟烂，加入枸杞用小火煮约5分钟，加冰糖煮至化开即可。

功效 山药可健脾益肾，百合可润肺清心，二者与枸杞一起煮汤食用有很好的清肠润肺、健脾益肾的功效，还能改善血液循环，滋润肌肤。

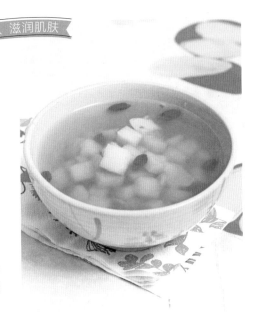

蓝莓山药 抗氧化、助排毒

材料 山药250克，蓝莓酱70克。

做法 山药去皮，洗净，切成段，放入蒸锅中隔水蒸软后取出；待冷却后在上面浇上蓝莓酱即可。

功效 蓝莓具有很强的抗氧化作用，山药有很好的益肾排毒功效，二者一起食用能够促进排毒，增强机体免疫功能。

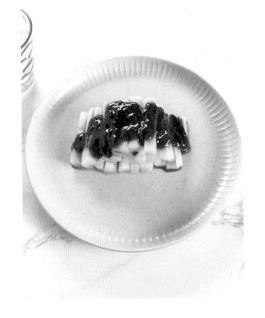

5 普普通通的食物，是女性健脾除湿的「圣物」

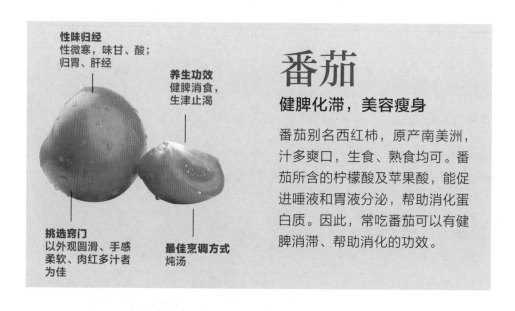

性味归经
性微寒，味甘、酸；
归胃、肝经

养生功效
健脾消食，
生津止渴

挑选窍门
以外观圆滑、手感
柔软、肉红多汁者
为佳

最佳烹调方式
炖汤

番茄
健脾化滞，美容瘦身

番茄别名西红柿，原产南美洲，汁多爽口，生食、熟食均可。番茄所含的柠檬酸及苹果酸，能促进唾液和胃液分泌，帮助消化蛋白质。因此，常吃番茄可以有健脾消滞、帮助消化的功效。

番茄，润肠养胃的"长寿果"

番茄中含有苹果酸、柠檬酸等有机酸，这些物质能增加胃酸浓度，调整胃肠功能；其所含膳食纤维则能润肠通便，帮助消化，对胃肠好，还可防治便秘。

这样吃最养人

在食用番茄的时候，可以根据番茄品种选择烹调方法。红色番茄，脐小肉厚，味道沙甜，汁多爽口，生食、炒熟均可，也可以加工成番茄酱、番茄汁；黄色番茄，生食味淡，宜熟食。

人群宜忌

✓ 食欲缺乏、贫血、头晕、心悸、高血压患者

✗ 脾胃虚寒者不宜生食

食材巧搭配

番茄 + 鸡蛋 ▶ 美容抗衰
番茄 + 牛肉 ▶ 使牛肉更易消化

食用提醒

番茄含有大量可溶性收敛剂，与胃酸发生反应，会凝聚成不溶解的块状物，空腹食用易引起胃肠胀满、疼痛等不适症状。

─ 特效小偏方 ─

西瓜番茄汁

取西瓜瓤适量，番茄半个。挑去西瓜瓤里的子，番茄用沸水烫一下，撕皮；将滤网或纱布清洗干净，消毒；滤取西瓜和番茄中的汁液饮用。此方可清热生津，除烦止渴。

女人 30+ 祛湿胖、补脾胃、更年轻

食谱推荐

番茄炒菜花 补脾和胃

材料 菜花 200 克，番茄 100 克。

调料 盐 1 克，葱花适量。

做法

1. 菜花去柄，洗净后切成小朵，焯烫一下；番茄洗净，去皮，切小块。

2. 锅内倒油烧至六成热，下入葱花爆香，倒入番茄块煸炒，下入菜花翻炒至熟，加盐即可。

功效 此菜富含番茄红素、胡萝卜素、维生素 C、膳食纤维等，能够补脾和胃，增强免疫力。

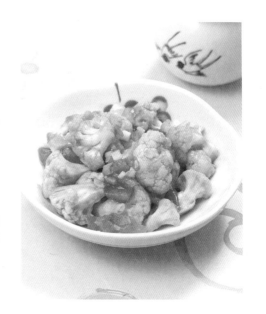

番茄烧豆腐 健脾开胃、帮助消化

材料 老豆腐 400 克，番茄 200 克。

调料 葱花 5 克，生抽 2 克，盐 1 克、植物油适量。

做法

1. 番茄洗净、去蒂、切块；老豆腐洗净、切块。

2. 炒锅置火上，倒植物油烧热，放入老豆腐块略炒，倒入番茄块，调入生抽略炒，然后盖锅盖焖煮 5 分钟，最后加盐、葱花炒匀即可。

功效 番茄和豆腐都有助于脾胃消化吸收，有很好的促进代谢的作用。

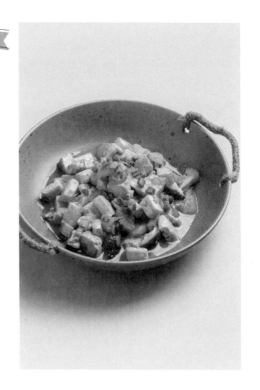

5

是普普通通的食物，女性健脾除湿的「圣物」

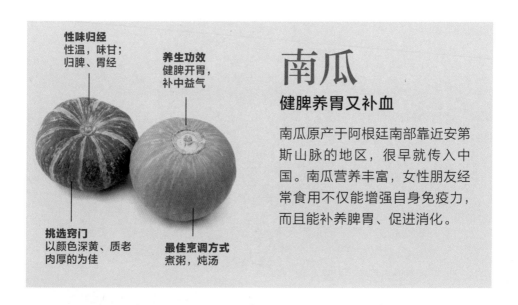

性味归经
性温，味甘；
归脾、胃经

养生功效
健脾开胃，
补中益气

挑选窍门
以颜色深黄、质老
肉厚的为佳

最佳烹调方式
煮粥，炖汤

南瓜
健脾养胃又补血

南瓜原产于阿根廷南部靠近安第斯山脉的地区，很早就传入中国。南瓜营养丰富，女性朋友经常食用不仅能增强自身免疫力，而且能补养脾胃、促进消化。

南瓜，健胃消食的"高手"

南瓜是健胃消食的"高手"，其所含果胶可以保护胃肠道黏膜免受粗糙食物的刺激，可以预防胃部疾病。

这样吃最养人

南瓜与粳米一起煮粥食用，对脾气虚弱、营养不良有很好的调理效果。

人群宜忌

✓ 一般人均可食用，尤其适合肥胖、高血压、便秘人群
✗ 湿热气滞者以及患有黄疸者

食材巧搭配

南瓜 + 红枣 ▶ 补脾安神

南瓜 + 糯米 ▶ 补中益气，清热解毒

食用提醒

南瓜皮富含胡萝卜素和多种维生素，因此，南瓜去皮不要太厚，只需把较硬的表皮削去即可。

特效小偏方

南瓜叶粉末

取南瓜叶适量，晒干，研为粉末，密封储藏，备用，可调理磕碰伤。具体做法：先将伤口消毒，再用南瓜叶粉末涂敷伤口。

食谱推荐

红枣蒸南瓜 补脾安神

材料 南瓜 150 克,红枣 20 克。

调料 白糖适量。

做法

1. 南瓜去皮,去瓤,切成厚薄均匀的片;红枣洗净,泡发。

2. 南瓜片装入盘中,加入白糖拌均匀,摆上红枣。

3. 蒸锅上火,放入南瓜片和红枣,蒸约 30 分钟,至南瓜熟烂即可。

功效 红枣可以健脾养血;南瓜可健胃,促进消化。

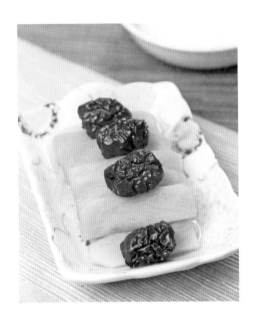

南瓜粥 增进食欲

材料 南瓜 100 克,大米 50 克。

调料 白糖适量。

做法

1. 南瓜洗净,去皮、瓤,切丁;大米淘洗干净。

2. 将南瓜丁和大米放进锅中,加适量清水熬煮。

3. 煮至南瓜和大米熟透、黏稠,加白糖搅匀即可。

功效 南瓜粥富含维生素,能增进食欲,提高抵抗力。

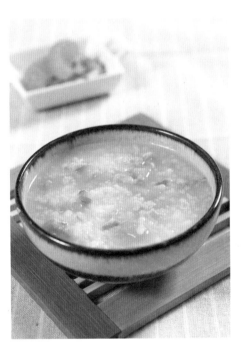

5

普普通通的食物,是女性健脾除湿的「圣物」

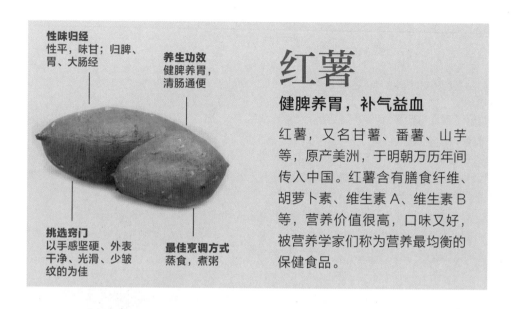

性味归经
性平，味甘；归脾、胃、大肠经

养生功效
健脾养胃，清肠通便

红薯

健脾养胃，补气益血

红薯，又名甘薯、番薯、山芋等，原产美洲，于明朝万历年间传入中国。红薯含有膳食纤维、胡萝卜素、维生素 A、维生素 B 等，营养价值很高，口味又好，被营养学家们称为营养最均衡的保健食品。

挑选窍门
以手感坚硬、外表干净、光滑、少皱纹的为佳

最佳烹调方式
蒸食，煮粥

红薯，补脾养胃的佳品

《本草纲目》中认为，红薯能益气力、补虚乏、健脾胃、通便秘，是脾胃虚弱、肠燥便秘者的最佳食材。从营养学的角度来说，红薯低脂，富含蛋白质、维生素、果胶、氨基酸，有利于女性朋友补脾养胃。

这样吃最养人

搭配馒头、米饭：红薯中的蛋白质和脂肪含量不高，最好搭配馒头或米饭食用，这样有助于身体的营养吸收。

人群宜忌

✓ 习惯性便秘者

✗ 胃溃疡、胃酸过多、容易胀气者

食材巧搭配

红薯 + 银耳 ◐ 美容养颜

红薯 + 南瓜 ◐ 润肠排毒

食用提醒

红薯可以和米面搭配食用。另外，吃红薯容易反酸，搭配一些汤类食用，可以防止胃酸分泌过多引起的烧心症状。

┌─ 特效小偏方 ─┐

生姜煮红薯

红薯 200 克，生姜 3 片，一同煮食。此方可用于脾胃虚弱、少气乏力之症。

女人 30+ 祛湿胖、补脾胃、更年轻

芋头红薯粥

材料 芋头、红薯各30克，大米50克。

做法

1. 芋头、红薯去皮，洗净，切丁；大米淘洗干净。

2. 锅内加适量清水置火上，放入芋头丁、红薯丁和大米，中火煮沸。

3. 煮沸后，用小火熬至粥稠即可。

功效 芋头中含有多种微量元素，能增强人体的免疫功能，具有益脾胃、调中气的功效；红薯则能促进消化液分泌以及胃肠蠕动，有促进排便的作用。

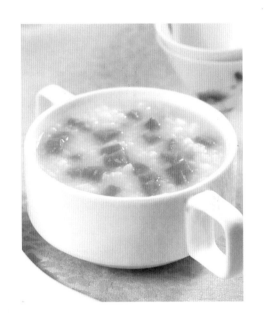

荷香小米蒸红薯 润肠通便

材料 小米80克，红薯250克，荷叶1张。

做法

1. 红薯去皮，洗净，切条；小米洗净，浸泡1小时，捞出；荷叶洗净，铺在蒸屉上。

2. 将红薯条在小米中滚一下，粘满小米，排入蒸笼中，盖上蒸盖，蒸笼上气后，蒸30分钟即可。

功效 小米、红薯可健脾益胃，荷叶有清火的功效。这道主食可调理脾胃虚弱引起的便秘。

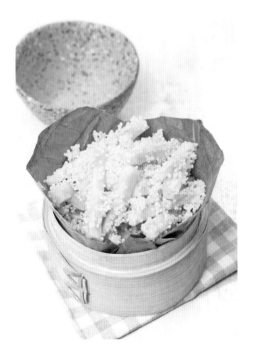

5

普普通通的食物，是女性健脾除湿的「圣物」

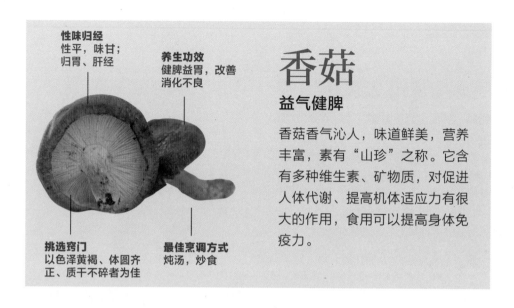

性味归经
性平，味甘；
归胃、肝经

养生功效
健脾益胃，改善
消化不良

香菇
益气健脾

香菇香气沁人，味道鲜美，营养丰富，素有"山珍"之称。它含有多种维生素、矿物质，对促进人体代谢、提高机体适应力有很大的作用，食用可以提高身体免疫力。

挑选窍门
以色泽黄褐、体圆齐正、质干不碎者为佳

最佳烹调方式
炖汤，炒食

补益脾胃的"维生素宝库"

香菇富含多种人体必需的氨基酸，还含有大量的谷氨酸以及多种维生素，被称为"维生素宝库"。中医认为，香菇能补脾胃、益气，可用于脾胃虚弱、食欲减退、少气乏力之症。

这样吃最养人

将发开的香菇切片，放入牛奶中，隔水炖食用，对脾胃很好。

人群宜忌

✓ 身体虚弱、欠病气虚、食欲缺乏者
✗ 痛风患者

食材巧搭配

香菇 + 西蓝花 ▶ 利肠健胃

香菇 + 鸡肉 ▶ 健脾暖肾

食用提醒

香菇的鲜香味较浓，可以用其煲汤，这样不仅营养丰富，而且别有风味，会让人胃口大开。

特效小偏方

香菇木瓜水

将 20 克木瓜和 20 克香菇放到一个小碗中，倒入热水，浸泡 1 小时。用化妆棉蘸上浸泡香菇、木瓜的水，轻轻擦皮肤，可以滋养皮肤。

食谱推荐

香菇鸡肉粥 健脾开胃、补脾益气

材料 大米、鸡胸肉各100克，鲜香菇80克，油菜50克，鸡蛋1个。

做法

1. 大米洗净，用水浸泡30分钟；鸡胸肉洗净，切丝，取蛋清腌制；鲜香菇洗净，去蒂，切片；油菜洗净，切丝。

2. 锅内加清水烧开，放大米、香菇片，熬煮成粥，放鸡胸肉丝滑散，放油菜丝稍煮即可。

功效 香菇与鸡肉搭配能增香增味，有很好的滋补效果，对于产后以及身体虚弱者都有很好的调理效果。

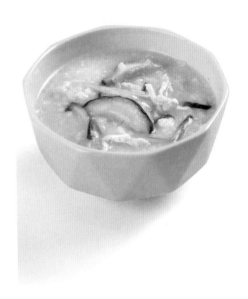

西蓝花香菇豆腐 健体强骨

材料 西蓝花50克，熟鸡蛋半个，鲜香菇、嫩豆腐各80克。

调料 高汤适量。

做法

1. 西蓝花洗净，切小朵；鲜香菇去柄，洗净，切小丁；熟鸡蛋剥壳，切碎蛋白，研碎蛋黄；嫩豆腐切块。

2. 锅中加清水煮沸，加高汤、西蓝花、香菇丁和熟鸡蛋碎煮开，继续煮1分钟，放入嫩豆腐块煮开即可。

功效 健脾胃、益气血，提高免疫力。

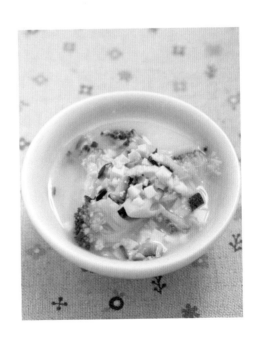

5

普普通通的食物，是女性健脾除湿的「圣物」

水果、坚果类

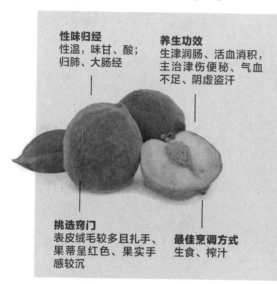

性味归经
性温，味甘、酸；
归肺、大肠经

养生功效
生津润肠、活血消积，
主治津伤便秘、气血
不足、阴虚盗汗

桃子
健脾活血养颜

桃子营养丰富、味道鲜美，广受欢迎。孙思邈称桃为"肺之果"，其富含维生素C、果胶等营养成分，具有健脾润肺、延缓衰老、缓解便秘的功效。另外，桃子含铁量较高，是缺铁性贫血患者的理想辅助食物。

挑选窍门
表皮绒毛较多且扎手、
果蒂呈红色、果实手
感较沉

最佳烹调方式
生食、榨汁

桃子可补气血、助美颜

《随息居饮食谱》中记载："桃，补心活血，生津涤热。"可见，桃子具有补中益气、养阴生津、润肠通便、活血消积等功效，常食桃子，可补肾益气、润肤排毒。

这样吃最养人

榨汁： 桃子洗净去核后，放入搅拌机中榨汁饮用。饮用桃汁可以益肺养心、助消化，适合肺病、心血管病患者食用。

人群宜忌

- ✓ 气血两亏、面黄肌瘦、心悸气短、便秘、缺铁性贫血者
- ✗ 内热偏盛、易生疮疖、脾胃虚弱者

食材巧搭配

桃子 + 蜂蜜 ◉ 生津清热，润肠消积
桃子 + 草莓 ◉ 健脾开胃，活血

食用提醒

没有完全成熟的桃子最好不要吃，吃了可能引起腹胀或腹泻。

◯特效小偏方◯

桃干蜂蜜水

桃子洗净后切成两半，去核晒干后，拌上蜂蜜，放入带盖瓷盅内隔水蒸2小时；蒸好冷却后装瓶备用。每次饭后吃1~2片桃干，用温开水冲桃干蜂蜜水半匙服食。桃干搭配蜂蜜水有助于补益心肺、生津润肠。

梅酒仙桃 润肤美容

材料 水蜜桃 2 个，青梅酒 100 克。

调料 柠檬汁 30 克，干薄荷、鲜薄荷各少许。

做法

1. 将水蜜桃洗净，去皮、去核，切片。

2. 将青梅酒倒入容器中，加入柠檬汁；干薄荷揉碎，放进青梅酒中。

3. 将水蜜桃片摆放在容器内，淋入调好的青梅酒，浸泡 15 分钟左右取出，点缀上鲜薄荷即可。

功效 薄荷具有清利咽喉、疏肝理气的功效，与水蜜桃搭配增补气血功效更佳。

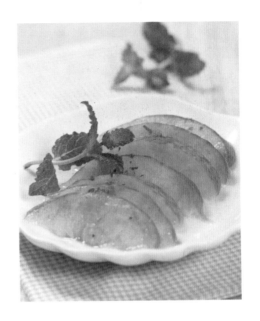

苹果蜜桃茶 健脾润肺益气

材料 苹果丁、水蜜桃丁各 25 克，鲜柠檬 1 片，红茶 1 包。

调料 蜂蜜 5 克。

做法

1. 将苹果丁与水蜜桃丁放入茶壶中，再放入柠檬片、红茶包。

2. 倒入沸水，盖上盖子闷泡约 8 分钟，待茶水温热后调入蜂蜜即可。

功效 这款茶可以清热去火、润肺化燥、生津止渴。

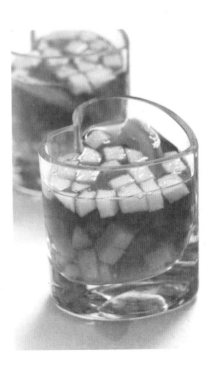

5 普普通通的食物，是女性健脾除湿的「圣物」

135

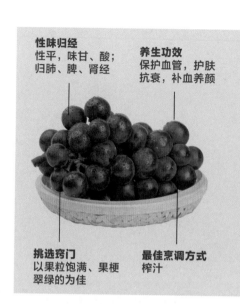

性味归经
性平，味甘、酸；
归肺、脾、肾经

养生功效
保护血管，护肤
抗衰，补血养颜

葡萄
健脾补血味道佳

葡萄营养丰富，富含多种对人体
有益的活性物质，而且，葡萄是
黑紫色食物，具有补肾健脾的功
效，女性多吃葡萄有助于补气
血、强筋骨。

挑选窍门
以果粒饱满、果梗
翠绿的为佳

最佳烹调方式
榨汁

葡萄可以缓解疲劳、抗衰老

葡萄性平味甘酸，能滋肝肾，生津液，
强筋骨，补气血，对于脾虚气弱、气
短乏力的女性来说，有很好的补益气
血、缓解疲劳、延缓衰老的作用。

这样吃最养人

葡萄很多的营养成分储存在表皮中，
比如花青素、白藜芦醇等，可起到软
化血管、抗衰老的功效，而葡萄皮不
好吃，可以连皮打成葡萄汁或适量饮
用红葡萄酒。

人群宜忌

✓ 尤其适合儿童、女性
✗ 糖尿病患者

食材巧搭配

葡萄 + 芝麻 ▶ 增强抗氧化能力
葡萄 + 糯米 ▶ 预防贫血，消除疲劳

食用提醒

葡萄富含葡萄糖，这是一种单糖，进
入人体内可迅速转化成热量，因此感
觉体力不支或疲劳时，不妨打杯葡萄
汁来喝，能很快缓解。

特效小偏方

葡萄藕地蜜汁

鲜葡萄、鲜藕、鲜生地各适量榨汁，
白沙蜜 500 毫升，调匀即可。此量
为一日 3~4 次的量，连服 1 周，可
清除自由基、防衰老。

番茄葡萄苹果饮

材料 番茄 200 克，葡萄、苹果各 100 克。

调料 柠檬汁适量。

做法

1. 番茄洗净切小丁；葡萄洗净；苹果洗净，去核，切丁。

2. 将上述食材放入果汁机中，加入适量饮用水搅打，打好后倒入杯中，加入柠檬汁即可。

功效 番茄含有丰富的胡萝卜素、维生素 C 和抗氧化剂，可以保护血管；苹果富含维生素 C 和膳食纤维；葡萄富含抗氧化物。这款果蔬汁可促进女性的血液循环，补充维生素，润肺美颜。

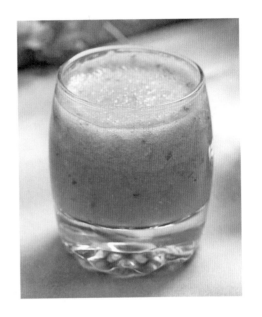

葡萄果酱 健脾补气、增进食欲

材料 葡萄 700 克。

调料 细砂糖 80 克，柠檬汁 30 克。

做法

1. 葡萄洗净，将葡萄皮和肉分开，并将葡萄籽取出。

2. 将葡萄皮放入搅拌机中，加入少许水和一半细砂糖，搅打成泥状，倒出。

3. 将葡萄皮泥、葡萄肉，还有另外一半细砂糖放入锅中，加柠檬汁和适量水搅拌均匀，小火加热，不断搅拌，直到熬至黏稠时关火即可，凉后装瓶放冰箱保存，随吃随取。

功效 葡萄有很强的健脾功效，做成果酱食用起来很方便，适当食用可以健脾，增加食欲，有助于消化。

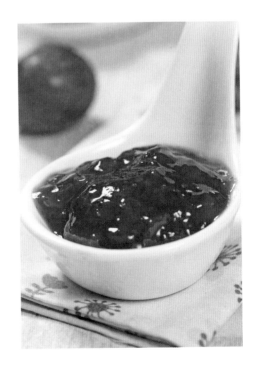

5
普普通通的食物，
是女性健脾除湿的「圣物」

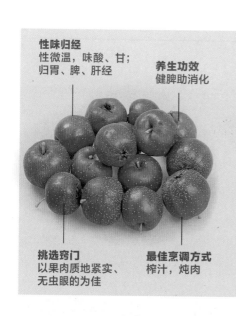

性味归经
性微温，味酸、甘；
归胃、脾、肝经

养生功效
健脾助消化

挑选窍门
以果肉质地紧实、
无虫眼的为佳

最佳烹调方式
榨汁，炖肉

山楂

健脾开胃，增进食欲

山楂，又名"山里红""胭脂果"，含山楂酸等多种有机酸，能健胃、消积，是助消化的常用药。中药中有名的"焦三仙"，山楂即其中的"一仙"。常吃山楂可以健脾开胃，增进食欲，有利于身体健康。

山楂，消肉食积滞的"胭脂果"

中药中的消食健脾药各有特点，有的擅消面食，有的擅消油腻肉食，山楂就是消肉食积滞的上品。山楂所含的解脂酶能促进脂肪类食物的消化，促进胃液分泌和增加胃内酶素。

这样吃最养人

山楂适合做成各类点心，如山楂糕、山楂饼，不仅味道佳，而且利于消化。

人群宜忌

✓ 消化不良、高脂血症、高血压、跌打损伤者

✗ 胃酸过多者

食材巧搭配

山楂 + 牛肉 ▶ 促进消化

山楂 + 红枣 ▶ 健脾养胃

食用提醒

炖肉时放点山楂，肉容易炖烂，味道也很鲜美，而且有助于消化。

（特效小偏方）

山楂煮水

将山楂加水熬煮至软烂，然后加红糖一起饮用，最好在经前 3~5 天开始服用，每日早晚各服 1 次，直至经后 3 天停止，此为 1 个疗程，连服 3 个疗程一般会有所缓解。

山楂酱 健脾胃、助消化

材料 山楂 500 克，苹果 250 克。

调料 冰糖适量。

做法

1. 山楂洗净，放盐水中浸泡 2 分钟；苹果洗净。

2. 把山楂、苹果剖开，去核，去蒂，切小块，放在盘子里。

3. 锅里烧 1 500 毫升水，放入山楂块和苹果块；煮至山楂块、苹果块呈透明状，放入冰糖，用勺子把山楂块、苹果块搅碎，转小火继续搅，直至酱黏稠。

功效 健脾，润肠通便。

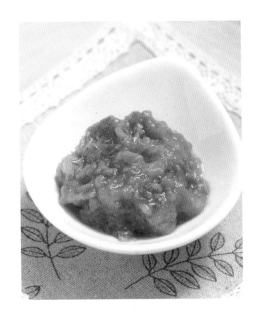

山楂罐头 健胃消食

材料 山楂 500 克。

调料 冰糖 30 克。

做法

1. 山楂洗净，去蒂、去核。

2. 锅置火上，加水烧开后加入冰糖熬至化开，然后放入山楂，水开后转小火煮 10~15 分钟即可。

3. 将山楂捞出，盛放在干净的玻璃容器中，连同糖水也一起倒入容器中，晾凉后放入冰箱冷藏，随吃随取。

功效 自制山楂罐头不添加防腐剂，安全又健康，口感酸甜，有健胃消食的效果。

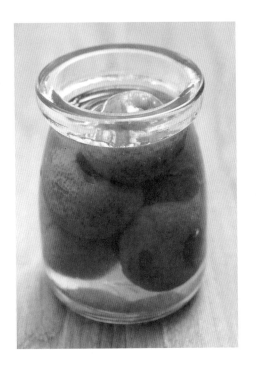

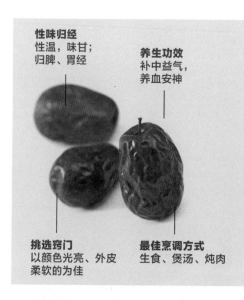

性味归经
性温，味甘；
归脾、胃经

养生功效
补中益气，
养血安神

挑选窍门
以颜色光亮、外皮
柔软的为佳

最佳烹调方式
生食、煲汤、炖肉

红枣

补脾补血的果中佳品

红枣是一种营养佳品，既可鲜食，也可制成干果或蜜饯等，自古以来就被列为"五果"之一。红枣富含多种营养成分，具有调气血、补脾肾、祛寒暖身等多种作用，是女性朋友家中应常备的"食物伴侣"。

红枣补脾胃，养气血

李时珍在《本草纲目》中记载，红枣可用于调理"脾虚弱、食少便溏、气血亏虚"等疾病，对于女性贫血、面白、气血不调等有很好的调养作用。产妇食用红枣，能补中益气、养血安神，加快机体复原。红枣性温，可暖体，对于女性体寒引起的四肢冰凉、痛经有很好的调理作用。

这样吃最养人

熬水喝： 用红枣煮汤代茶饮用，可以安心宁神、增进食欲。红枣滋养血脉的作用很好，对于女性贫血、面白、气血不调等有很好的调理作用。

人群宜忌

✓ 气血不足、营养不良、心慌失眠、贫血头晕者

✗ 齿病疼痛、痰湿偏盛、腹部胀满、舌苔厚腻者

食材巧搭配

红枣 + 百合 ▶ 滋阴养血，安神
红枣 + 番茄 ▶ 补虚健胃，益肝养血

食用提醒

红枣性温，食用过多会助湿生痰蕴热，有湿热痰热者忌食。红枣味甜，多吃容易在体内积聚湿气，加重经期眼肿、脚肿现象，所以湿重的女性经期忌食。

红枣羊腩汤 <small>补充钙质、温补气血</small>

材料 羊腩200克，红枣20克。

调料 盐、料酒、白胡椒粉各3克。

做法

1. 羊腩洗净，切小块，放入锅中，倒入适量清水，大火烧开，略煮片刻，去除血水，捞出沥干；红枣洗净，去核。

2. 锅中放入适量清水，放入羊腩块和红枣，加料酒炖约50分钟，加盐、白胡椒粉调味即可。

功效 补中益气、健脾养胃。此汤适于身体虚弱、血气不足、食欲不佳、手脚冰冷的女性食用。

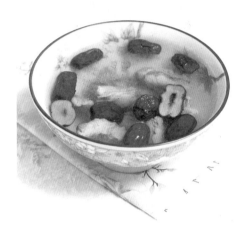

小米红枣粥 <small>补气养血、健脾益胃</small>

材料 小米100克，红枣30克，红豆15克。

调料 红糖5克。

做法

1. 红豆洗净，用水浸泡4个小时；小米淘洗干净；红枣洗净，去核，浸泡半小时。

2. 锅置于火上，倒入适量清水烧开，加红豆煮至半熟，再放入洗净的小米、去核的红枣，煮至烂熟成粥，用红糖调味即可。

功效 小米有清热解渴、健脾除湿、和胃安眠、滋阴养血的功效；红枣有活血、补气的功效。两者结合，可增强宁心安神、补气养血的功效。

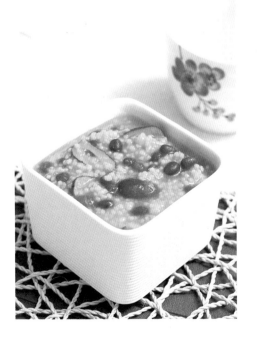

5

普普通通的食物，是女性健脾除湿的「圣物」

141

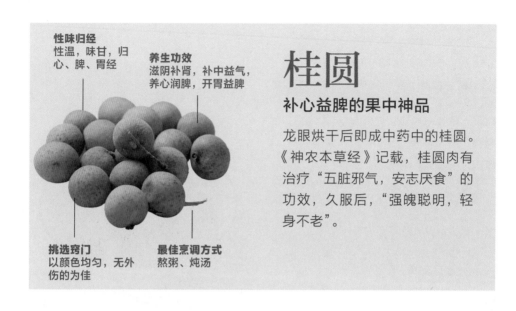

性味归经
性温，味甘，归心、脾、胃经

养生功效
滋阴补肾，补中益气，养心润脾，开胃益脾

桂圆
补心益脾的果中神品

龙眼烘干后即成中药中的桂圆。《神农本草经》记载，桂圆肉有治疗"五脏邪气，安志厌食"的功效，久服后，"强魄聪明，轻身不老"。

挑选窍门
以颜色均匀，无外伤的为佳

最佳烹调方式
熬粥、炖汤

补足气血、驱寒暖身，桂圆最好

桂圆是一味养心安神、补气血的良药。主要功效是开胃健脾、养血安神、补虚长智等，有"南国人参"之称，是中医的传统补药。尤其适用于劳心之女性，可以为其补充所耗的心脾气血。

这样吃最养人

煲汤、熬粥：小米 100 克，桂圆 30克，一起煮粥食用。可补血驱寒，安神养颜。

人群宜忌

✓ 老年人，产后体虚、气血不足或营养不良、贫血者

✗ 阴虚火旺、风寒感冒、消化不良、大便干结、牙龈或痔疮出血者及孕妇不宜食用；糖尿病、痛风患者不宜多食

食材巧搭配

桂圆＋红枣 ▶ 补气养血

桂圆＋鸡蛋 ▶ 美容安神

食用提醒

桂圆性温，多吃容易上火。所以，桂圆不要一次性吃太多。

（特效小偏方）

代参膏

桂圆肉 30 克，白糖少许。桂圆肉放碗里，加白糖一同蒸至稠膏状。分2 次用沸水冲服，能快速补充气血，适合贫血体虚的女性食用。

山楂桂圆红糖汤

材料　山楂干、桂圆干各 50 克，枸杞 5 克。

调料　红糖适量。

做法

1. 山楂干洗净；桂圆干稍浸泡后洗净；枸杞稍泡洗净，捞出沥水。

2. 锅置火上，倒入适量清水，放入山楂干、桂圆干，大火煮沸后改小火煮约20 分钟，加入枸杞继续煮约 5 分钟，加入红糖拌匀即可。

功效　山楂具有活血化瘀的功效，桂圆具有驱寒暖宫的功效，这道汤水很适合宫寒的女性食用。

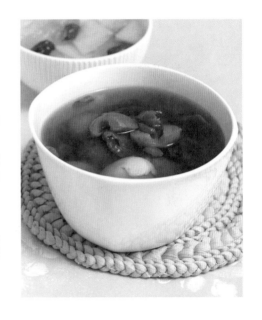

荞麦桂圆粥 补血安神、促进睡眠

材料　荞麦 80 克，桂圆干 40 克，枸杞5 克。

调料　白糖适量。

做法

1. 荞麦淘洗干净，浸泡 4 小时以上；桂圆干洗净、撕碎；枸杞洗净。

2. 锅置火上，加适量清水，放入荞麦，用大火煮沸，转小火熬煮约 30 分钟，放入桂圆干碎、白糖、枸杞，再煮约 10分钟后关火，不揭盖再闷约 10 分钟。

功效　这款粥有补血安神、软化血管、降压调脂的作用，还可以促进睡眠。

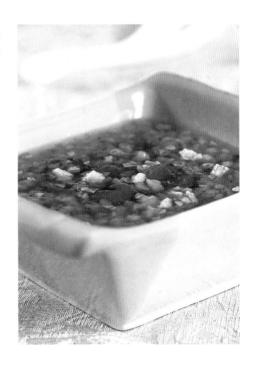

5
普普通通的食物，
是女性健脾除湿的「圣物」

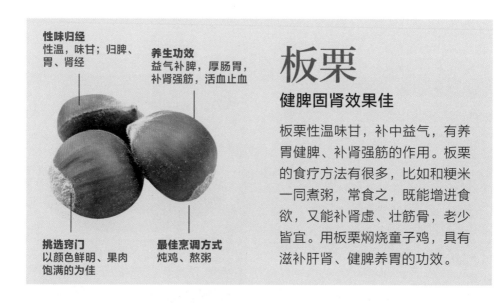

性味归经
性温，味甘；归脾、胃、肾经

养生功效
益气补脾，厚肠胃，补肾强筋，活血止血

板栗
健脾固肾效果佳

板栗性温味甘，补中益气，有养胃健脾、补肾强筋的作用。板栗的食疗方法有很多，比如和粳米一同煮粥，常食之，既能增进食欲，又能补肾虚、壮筋骨，老少皆宜。用板栗焖烧童子鸡，具有滋补肝肾、健脾养胃的功效。

挑选窍门
以颜色鲜明、果肉饱满的为佳

最佳烹调方式
炖鸡、熬粥

秋季多吃板栗身体好

秋季是吃板栗最好的季节。因为秋季气候转凉，人体气血开始收敛，板栗可养胃健脾、补肾强筋，尤其适合脾胃虚寒引起的慢性腹泻、肾虚所致的腰酸膝软、肢体不遂、小便频数者食用。

这样吃最养人

每天早晨和晚上，把新鲜的板栗肉放在口中细细咀嚼，直到满口白浆，然后慢慢吞咽下去，就能收到很好的补益效果，达到有效预防和治疗肾虚、腰酸腿疼的目的。

人群宜忌

✓ 一般人群

✗ 糖尿病患者以及胃酸过多者

食材巧搭配

板栗 + 白菜 ▶ 益气、润肤

板栗 + 鸡肉 ▶ 益气补虚

食用提醒

板栗不能一次吃太多，吃多了容易胀肚，每天吃六七颗就可以了，坚持下去就能达到滋补的效果。板栗肉含淀粉较多，饭后吃容易导致热量摄入过多，增加肥胖的概率。

（特效小偏方）

板栗茯苓红枣粥

板栗肉 30 克，茯苓 12 克，红枣 10 克，大米 60 克，一同煮粥，用白糖调味食用。此方可治脾胃虚寒引起的腹泻。

女人 30+ 祛湿胖、补脾胃、更年轻

食谱推荐

板栗荞麦南瓜粥 健脾补肾、强筋健骨

材料 荞麦50克，南瓜100克，大米、板栗肉各40克。

做法

1. 南瓜去皮去瓤，洗净，切小块；荞麦洗净，浸泡4小时；大米洗净，浸泡30分钟；板栗肉洗净，掰小块。

2 锅内加适量清水烧开，放入荞麦、大米、板栗肉，大火煮开后转小火煮40分钟，加南瓜块煮至米烂粥熟即可。

功效 补中益气，健脾补肾，润肠通便，壮筋骨。

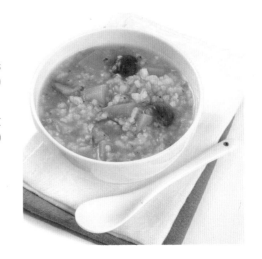

板栗炒香菇 健脾益胃

材料 水发香菇片200克，板栗肉100克，油菜段50克，鸡蛋1个。

调料 葱花、姜片、蒜片、淀粉各5克，高汤20克，精盐4克，水淀粉15克，胡椒粉、香油各少许。

做法

1. 水发香菇片用鸡蛋液、淀粉拌匀。

2. 板栗肉洗净，切片，放入开水中煮至六成熟，捞出沥干。

3. 油锅烧热，下香菇片滑油至微黄，盛出，原锅倒油烧热，放板栗片、油菜段、香菇片、葱花、姜片、蒜片炒几下，加高汤烧开，放精盐、胡椒粉调味，用水淀粉勾薄芡，淋上香油即可。

功效 补中益气、健脾开胃。

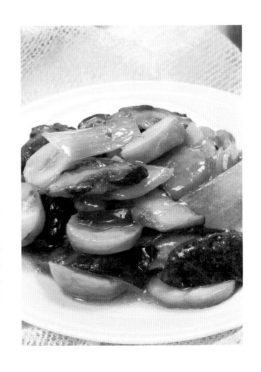

5
普普通通的食物，是女性健脾除湿的「圣物」

肉类

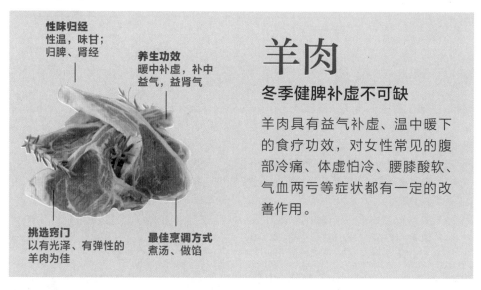

性味归经
性温，味甘；
归脾、肾经

养生功效
暖中补虚，补中
益气，益肾气

羊肉
冬季健脾补虚不可缺

羊肉具有益气补虚、温中暖下的食疗功效，对女性常见的腹部冷痛、体虚怕冷、腰膝酸软、气血两亏等症状都有一定的改善作用。

挑选窍门
以有光泽、有弹性的羊肉为佳

最佳烹调方式
煮汤、做馅

冬日多吃羊肉，驱寒补肾补血

按照中医理论，冬季人体的阳气潜藏于体内，生发能力不足，身体容易出现手足冰冷、气血不畅的情况，而羊肉性温，可补肾、祛寒、温补气血，冬天适当多吃，有助于抵御风寒，尤其是四肢冰凉的女性可以多吃，以滋补身体，温暖四肢。

这样吃最养人

用胡萝卜去膻： 炒羊肉时放入一些胡萝卜块，再加入葱、姜、料酒一同炒，可去膻味并增加胡萝卜素的摄入。

人群宜忌

✓ 老人、肾虚的男女

✗ 发热患者

食材巧搭配

羊肉 + 山药 ▶ 益胃平肝

羊肉 + 白萝卜 ▶ 健胃消食，补虚益气

食用提醒

从口感上说，绵羊肉比山羊肉更细腻，山羊肉有一种特殊的膻味。从营养成分上来说，山羊肉的胆固醇含量比绵羊肉低，有预防血管硬化的作用。

(特效小偏方)

苁蓉羊肉粥

选取肉苁蓉10克，羊肉200克，大米200克。肉苁蓉加水用砂锅煮开，去渣取汁，入羊肉、大米同煮，待粥将成，加盐、姜末、葱花煮至粥稠。此粥能够温肾助阳，可缓解女性因肾阳虚引起的手脚冰凉。

女人30+ 祛湿胖、补脾胃、更年轻

146

手抓羊肉 补肾壮阳、开胃健脾

材料 羊肉 500 克。

调料 盐 4 克，姜片 5 克，葱段 5 克。

做法

1. 肉切大块，用清水冲洗干净，冷水下锅，大火烧开，撇去浮沫，加入盐、姜片、葱段。

2. 开小火慢炖，待葱快烂时用筷子夹出，煮至肉软烂后捞出装盘即可。

功效 羊肉有补肾壮阳、暖中祛寒、开胃健脾的功效。姜是众人皆知的暖身食材，葱具有防治感冒的功效。这道菜鲜香不腻，是补肾温阳的好选择。

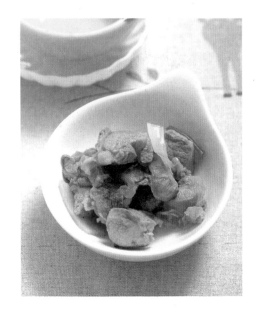

辣子羊肉丁 补虚暖胃

材料 羊肉 300 克，鸡蛋 1 个（只取蛋清），青椒、红椒各 25 克，去皮熟花生仁 20 克。

调料 水淀粉 15 克，酱油 10 克，葱段、姜末、蒜末各 5 克，盐 4 克，味精少许。

做法

1. 羊肉洗净、切丁，加鸡蛋清、水淀粉抓匀上浆，入油锅中滑油，捞出沥油；青椒、红椒各洗净，切丁。

2. 锅置火上，倒油烧至六成热，爆香葱段、姜末、蒜末，放青椒丁、红椒丁略炒，加羊肉丁翻炒至将熟，再调入酱油、盐、味精，撒入去皮熟花生仁即可。

功效 这道菜富含蛋白质、膳食纤维、维生素 C、钙、铁等成分，有温补气血、暖胃驱寒的功效。

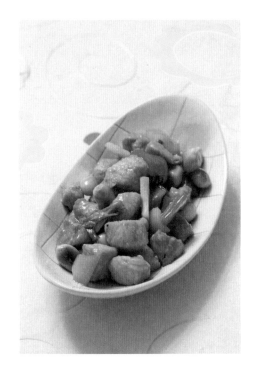

5 普普通通的食物，是女性健脾除湿的「圣物」

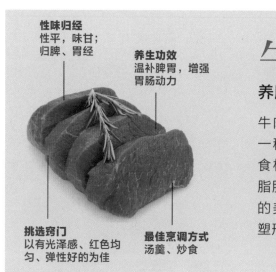

性味归经
性平，味甘；
归脾、胃经

养生功效
温补脾胃，增强
胃肠动力

挑选窍门
以有光泽感、红色均
匀、弹性好的为佳

最佳烹调方式
汤羹、炒食

牛肉
养脾益气的"肉中骄子"

牛肉是家庭餐桌上不可或缺的一种食材，也是一味补气的好食材。牛肉蛋白质含量高，而脂肪含量低，享有"肉中骄子"的美称。因其味道鲜美、利于塑形增肌，深受女性喜爱。

牛肉暖脾胃，补中气

中医认为，"牛肉味甘，专补脾土。脾胃者，后天气血之本，补此则无不补矣"。脾胃是人的后天之本，只要脾胃的气血旺盛，全身的气血也就得到了补益，进而能够滋养全身器官。因此，气血亏虚的女性日常可食用牛肉滋补，补了脾胃之气就相当于补了全身之气。

这样吃最养人

清炖：炖牛肉时加入适量生姜，有温阳祛寒、补血益气的作用。

人群宜忌

✓ 久病体虚、面色萎黄、手足冰冷及头昏目眩者

✗ 过敏、湿疹、瘙痒者

食材巧搭配

牛肉 + 洋葱 ▶ 补脾健胃
牛肉 + 南瓜 ▶ 健胃益气

食用提醒

牛肉肌纤维较粗，不易炖烂，加少量山楂，不仅可加速炖熟，而且有补益气血的功效。牛肉不宜熏、烤、腌制，以免产生苯并芘和亚硝胺等致癌物质。

—特效小偏方—

山药炖牛肉

黄牛肉 150 克，山药 100 克，加清水小火炖 2 小时，加盐调味即可。黄牛肉补脾益气，与山药搭配更能促进气血生化。

萝卜炖牛腩 健脾胃、顺气

材料 牛腩 400 克，白萝卜 200 克。

调料 料酒、酱油各 10 克，葱末、姜片各 5 克，盐 3 克，八角、胡椒粉各 3 克。

做法

1. 牛腩洗净，切块，焯烫，捞出；白萝卜洗净，去皮，切块。

2. 砂锅置火上，放入牛腩、酱油、料酒、姜片、八角和适量清水，大火烧沸后转小火炖 2 小时。

3. 加入白萝卜块，继续炖至熟烂，放入盐、胡椒粉拌匀，撒上葱末即可。

功效 白萝卜能够促进消化、润肺滋阴，和牛肉同炖，有顺气、开胃、健脾、通便、排毒的作用。

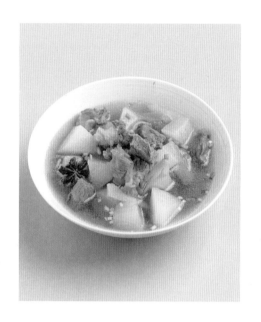

西湖牛肉羹 补气养血

材料 牛瘦肉 150 克，嫩豆腐 100 克，干香菇 5 克，鸡蛋 1 个（只取蛋清）。

调料 盐、料酒、白糖、白胡椒粉各 3 克，香菜末、水淀粉、香油各 5 克。

做法

1. 牛瘦肉洗净、剁成末、沸水焯烫；干香菇泡发、去蒂、洗净，切小粒；嫩豆腐洗净，切小丁。

2. 锅置于火上，倒入适量水煮开，依次放入牛肉末、豆腐丁、香菇粒、料酒，小火煮 2 分钟，用水淀粉勾芡，加入鸡蛋清、白糖、白胡椒粉、香菜末、香油、盐，搅匀即可。

功效 补气养血，生肌健力。

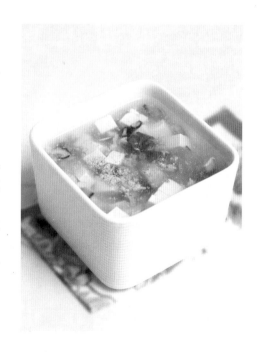

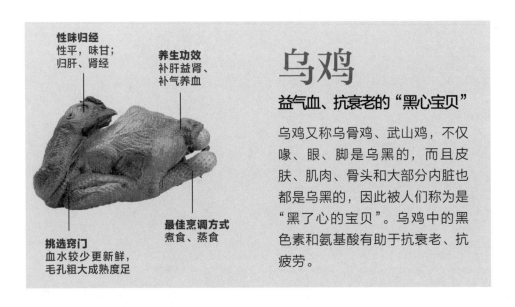

性味归经
性平，味甘；
归肝、肾经

养生功效
补肝益肾、
补气养血

乌鸡
益气血、抗衰老的"黑心宝贝"

乌鸡又称乌骨鸡、武山鸡，不仅喙、眼、脚是乌黑的，而且皮肤、肌肉、骨头和大部分内脏也都是乌黑的，因此被人们称为是"黑了心的宝贝"。乌鸡中的黑色素和氨基酸有助于抗衰老、抗疲劳。

挑选窍门
血水较少更新鲜，
毛孔粗大成熟度足

最佳烹调方式
煮食、蒸食

乌鸡补肝肾，益气血

中医认为，乌鸡具有补肝肾、益气血、退虚热、调月经、止白带等功效。《本草纲目》中记载，"乌鸡可补虚劳，益产妇，治女人崩中带下，一切虚损诸病"。乌鸡对于病后、产后贫血者，具有补血、促进康复的作用。

这样吃最养人

炖汤：乌鸡是药用肉鸡，是营养价值很高的滋补品。为使营养成分不受破坏，在烹调时，适合小火慢炖。可搭配莲子、糯米等食材一起食用，可增强补肝肾、健脾胃的效果。

人群宜忌

✓ 体虚血亏、肝肾不足、脾胃不健者

✗ 高血压、血脂异常、头晕头痛、感冒者

食材巧搭配

乌鸡 + 红枣 ▶ 补血，养颜

乌鸡 + 山药 ▶ 健脾，益肾

食用提醒

乌鸡的鸡头、翅膀、鸡脚均可动风、生痰、助火，故不宜多食。

（特效小偏方）

乌鸡莲子汤

乌鸡1只，处理干净，与莲子20克加水熬汤，大火煮沸后，再用小火炖约45分钟，肉烂后加入调味品，吃肉喝汤。此汤有调经补血的功效。

乌鸡黄芪红枣汤 补中益气

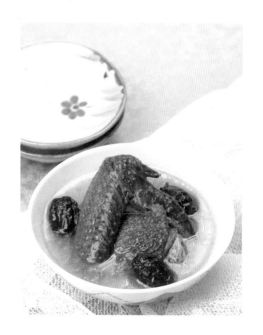

材料 净乌鸡250克，红枣100克，黄芪30克。

调料 盐3克。

做法

1. 净乌鸡冲洗干净，剁成块，放入沸水中焯烫去血水；红枣洗净；黄芪择去杂质，洗净，装入纱布袋中。

2. 锅置于火上，放入乌鸡块、红枣、黄芪，倒入没过锅中食材的清水，大火烧开后转小火煮至乌鸡肉烂，取出黄芪，加盐调味，吃鸡肉、红枣，喝汤即可。

功效 乌鸡能补血，黄芪能益气，二者合用有气血双补的功效，适合因气血双亏而月经不调的女性食用。

当归熟地乌鸡粥 补血活血

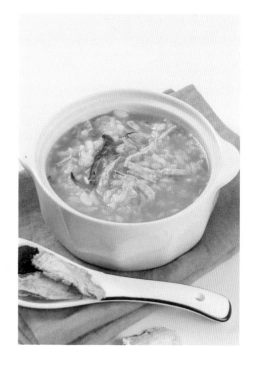

材料 乌鸡肉200克，当归、熟地黄各5克，大米100克。

调料 葱段10克，姜片3片，盐3克，料酒5克。

做法

1. 大米洗净，用冷水浸泡30分钟；将当归、熟地黄用温水浸泡，清洗干净，用净纱布包好，扎紧袋口；乌鸡肉冲洗干净，放入沸水锅内焯一下捞出。

2. 取锅加入冷水、当归熟地黄药包、乌鸡肉，加入葱段、姜片、料酒，先用大火煮沸，再改用小火煨煮至汤浓鸡烂，捞出乌鸡肉，拣去药包、葱段、姜片，加入大米，熬煮成粥。

3. 把乌鸡肉撕碎，放入粥内，再煮10分钟，用盐调味即可。

功效 补血活血、滋阴补精。

5

普普通通的食物，是女性健脾除湿的「圣物」

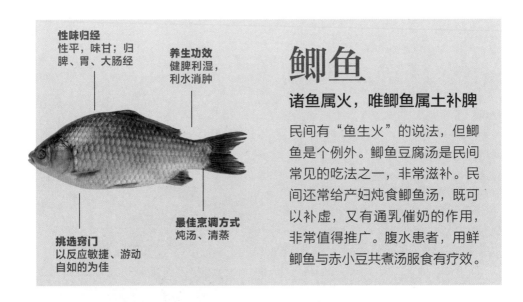

性味归经
性平，味甘；归
脾、胃、大肠经

养生功效
健脾利湿，
利水消肿

挑选窍门
以反应敏捷、游动
自如的为佳

最佳烹调方式
炖汤、清蒸

鲫鱼

诸鱼属火，唯鲫鱼属土补脾

民间有"鱼生火"的说法，但鲫鱼是个例外。鲫鱼豆腐汤是民间常见的吃法之一，非常滋补。民间还常给产妇炖食鲫鱼汤，既可以补虚，又有通乳催奶的作用，非常值得推广。腹水患者，用鲜鲫鱼与赤小豆共煮汤服食有疗效。

鲫鱼可健脾利湿、清胃益阴

鲫鱼有健脾利湿的功效，对于脾胃虚弱者有很好的补益作用。对水湿的运化能力有限，如果忽视行水利湿，就容易导致痰湿内阻，津液难以滋养五脏，影响脏腑的正常运作。鲫鱼既利湿又健脾，能有效温中健脾。

这样吃最养人

鲫鱼肉嫩味鲜，最好是清蒸吃或煮汤吃，若经煎炸，食疗功效就会打些折扣。

人群宜忌

✓ 脾胃虚弱、食欲不振、产后缺乳者
✗ 感冒发热者

食材巧搭配

鲫鱼 + 豆腐 ▶ 补虚，健脾益胃
鲫鱼 + 冬瓜 ▶ 健脾利湿，清火

食用提醒

鲫鱼最好不与鸡肉、羊肉同食，食之易生热，阳盛之体和素有内热者更不宜吃，以免生疮疡。

──（ 特效小偏方 ）──

鲫鱼糯米葱白粥

活鲫鱼1条，糯米100克，葱白、生姜各3～5克，精盐适量。将鲫鱼去鳞、鳃及内脏，洗净，与糯米同入锅中煨至烂熟。生姜和葱白切成碎末，放入鱼汤中煮沸5分钟，最后加入精盐，稍煮即可。食鱼肉、喝鱼汤，每日1次。

食谱推荐

鲫鱼冬瓜汤 健脾暖胃、利尿

材料　鲫鱼1条，冬瓜300克。

调料　盐、胡椒粉各3克，葱段、姜片、清汤、料酒各适量，香菜末少许。

做法

1. 将鲫鱼刮鳞、除鳃、去内脏，洗净沥干；冬瓜去皮、去瓤，切成大片。

2. 锅置火上，放油烧至六成热，放入鲫鱼煎至两面金黄出锅。

3. 锅内留底油烧至六成热，放姜片、葱段煸香，放入鲫鱼、料酒，倒入适量清汤大火烧开，开锅后改小火焖煮3分钟，加冬瓜片煮熟后，加盐、胡椒粉，撒上香菜末即可。

功效　清热解毒、利尿消肿。

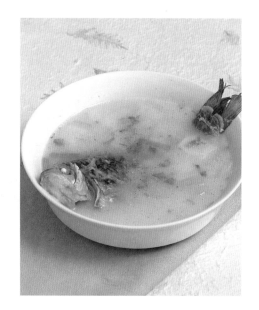

清蒸鲫鱼 补养脾肺肾

材料　水发木耳60克，鲫鱼1条。

调料　盐、白糖、姜片各适量。

做法

1. 将鲫鱼去鳃、内脏、鳞后洗净，在鱼身两侧各划两刀；水发木耳去杂质，洗净，撕成小朵。

2. 将鲫鱼放入碗中，加入姜片、白糖、盐，覆盖木耳，上蒸笼蒸8～10分钟后取出，去掉姜片和葱段即可。

功效　鲫鱼可健脾益胃、补肺，木耳可补肾、增强抵抗力。

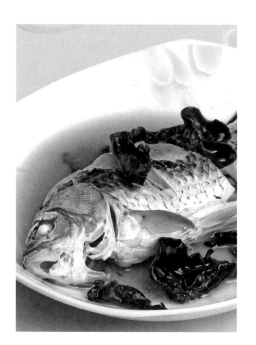

5

普普通通的食物，是女性健脾除湿的「圣物」

女性不宜多吃的伤脾胃食物

性质寒凉，易损伤脾气的食物

脾喜暖畏寒，过多食用性质寒凉的食物，如螃蟹、冷饮、冰镇西瓜等，容易损伤脾胃，造成四肢冰凉、腹痛、腹泻等症状。

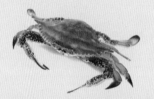 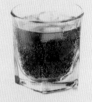 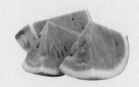

肥甘厚味，容易阻碍脾气运化功能的食物

油炸、油腻类食物，容易阻碍脾气运化功能，使人消化不顺畅。如油条、油饼、炸鸡等类食物，脾胃虚弱的女性朋友要少吃。

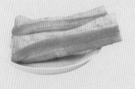 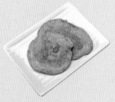 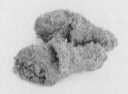

辛辣食物，容易刺激脾胃

辛辣类食物，如辣椒、大蒜、芥末等，食用过多，对脾胃有刺激作用，应减少食用量。

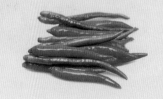 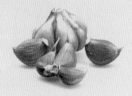 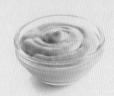

女人 30+　祛湿胖、补脾胃、更年轻

154

湿是女人百病之源，
祛湿健脾病不找

暑湿感冒 健脾除湿，防治感冒

典型症状：高热无汗、胸闷、食欲缺乏、呕吐、腹泻

暑湿感冒是脾虚惹的麻烦

暑湿感冒是夏天特有的病症。夏季容易暑湿阻脾，再加上夏天气温高，皮肤上的毛孔因为要散热，处于开泄状态，这时候如果进入冷气充足的空间、直接喝冰箱里的冷饮、睡觉不盖被子等都会使皮肤毛孔闭合，以致湿气乘虚而入，人就容易被暑湿感冒困扰。

暑湿感冒人群宜吃食物

冬瓜 ▶
健脾祛湿

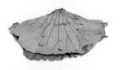

荷叶 ▶
清热消暑

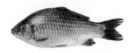

鲫鱼 ▶
清热健脾

按揉脾俞穴，健脾除湿治感冒

取穴 位于下背部，第 11 胸椎棘突下，后正中线旁开 1.5 寸处。

方法 用拇指按揉脾俞穴，两侧各按100 次。

功效 健脾益气，祛湿化浊，调理感冒。

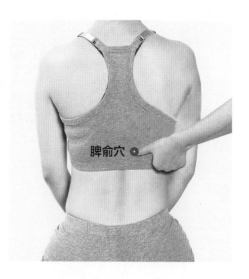

脾俞穴

（特效小偏方）

冬瓜冰糖饮

嫩冬瓜 200 克，加入适量冰糖炖煮成汤饮服用，可以健脾除湿防感冒。

女人 30+ 祛湿胖、补脾胃、更年轻

暑湿感冒调理食谱

荷叶冬瓜粥 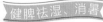 健脾祛湿、消暑

材料 冬瓜 250 克，粳米 30 克，干荷叶
10 克，白糖 5~6 克。

做法

1. 干荷叶洗净后，切粗丝，加水煎汤至
   500 毫升，过滤后取汁食用。

2. 冬瓜去皮，切小块。

3. 砂锅内加水，烧开，加入粳米、冬瓜
   块，待粥煮至黏稠时，加入荷叶汁和
   白糖即可。

功效 冬瓜清热生津、利水止泻；干荷叶
清热解暑。此粥适用于夏天受湿热
引发的感冒。

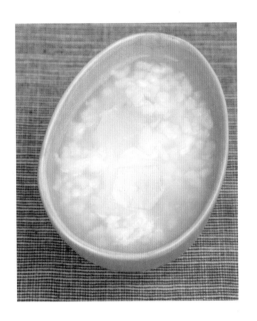

砂仁藿香粥 健脾化湿、调理感冒

材料 藿香 10 克，砂仁 5 克，大米 100 克。

调料 冰糖 3 克。

做法

1. 砂仁研成细末备用；藿香择净，放砂锅
   内加水浸泡 10 分钟，水煎取其汁；大
   米洗净，浸泡 30 分钟。

2. 用藿香汁将大米熬成粥，粥熟时放入
   砂仁末和冰糖，再煮一两沸即可。

功效 芳香化湿，解暑发表，调理暑湿
感冒。

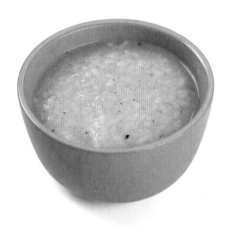

6

湿是女人百病之源，祛湿健脾病不找

痰湿咳嗽

健脾化痰，能止咳

典型症状：咳嗽，痰多，气喘

痰湿蕴积，咳嗽痰多除湿很关键

脾是产生痰的源头，因为脾变得虚弱，水谷精微则无法得到及时运化，会滞留下来，凝结成痰。脾主升清，它要将精微物质上输给肺，当脾虚生了痰后，这些痰也会随着精微物质一起上输到肺中。当肺中的痰越积越多，我们就会感觉到，并且通过咳嗽将痰吐出来。这就是咳嗽痰多的原因。调理咳嗽痰多，首先要化解体内的痰湿。脾是生痰之源，应该从脾入手调理。

痰湿咳嗽人群宜吃食物

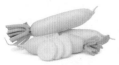

白萝卜 ▶
补肺，化痰

雪梨 ▶
滋阴润肺，止咳

按揉列缺穴，止咳平喘效果佳

取穴 腕掌侧远端横纹上1.5寸，拇短伸肌腱与拇长展肌腱之间。

方法 用拇指按揉列缺穴100次。

功效 列缺穴有宣肺解表、止咳平喘、通经活络的作用。

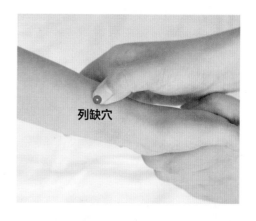

列缺穴

特效小偏方

白扁豆陈皮茶

将白扁豆、陈皮和茯苓各20克一起打成粉末，每天用勺子盛5克左右放入茶杯中，然后倒入开水冲泡，闷5分钟后代茶饮用。此茶可以理气健脾、除痰湿、止咳嗽。

痰湿咳嗽调理食谱

猪肉百合莲枣汤 清肺润燥

材料 猪瘦肉 250 克，红枣 10 颗，百合 50 克，莲子 50 克。

调料 蜂蜜、冰糖各适量。

做法

1. 将所有食材洗净，猪瘦肉切块，莲子去皮、心。

2. 所有材料加水大火煮沸，去浮沫，用小火炖至酥烂。

3. 加适量蜂蜜、冰糖稍煮一会儿即可。

功效 清肺润燥，尤其适用于秋季肺燥干咳、心烦失眠。

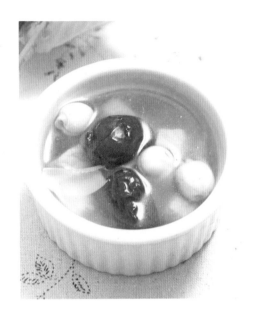

川贝冰糖炖梨 止咳养肺

材料 雪梨 1 个，川贝 10 克，冰糖 20 克。

做法

1. 将雪梨洗净，从顶部切下梨盖，再用勺子将梨心挖掉，中间加入川贝和冰糖。

2. 用刚切下来的梨盖，将梨盖好，拿几根牙签从上往下固定住。

3. 将梨放在杯子或大碗里，加水，放在锅中炖 30 分钟左右，直至整个梨呈透明色即可。

功效 清肺化痰，顺气解毒。

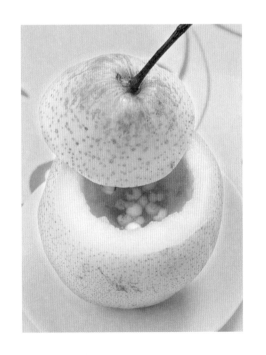

6

湿是女人百病之源，祛湿健脾病不找

慢性腹泻

温补脾胃
可止泻

典型症状：身体单薄怕冷、面色萎黄、手足冰凉、四肢乏力、食欲不振、时泻时停

慢性腹泻，多因脾虚湿盛引起

慢性腹泻，中医称为"慢性泄泻""便溏"，如果去化验，没有什么炎症，主要是脾虚湿盛导致的。脾主"水湿""运化"，如果脾虚，身体就会出现"水湿痰浊"的问题。

脾虚泄泻的主要原因是水湿使胃肠功能受阻，运化失常，不能制水，湿流注肠道。调理慢性腹泻，以温运健脾为主。

慢性腹泻人群宜吃食物

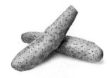
山药 ▶
健脾胃，止泻痢

小米 ▶
暖脾胃，止泻

艾灸天枢穴，健脾止泻

取穴 位于腹中部，平脐中，距脐中 2 寸。

方法 点燃艾条，对准天枢穴，距离皮肤 1.5~3 厘米处，温和施灸，每次 10~15 分钟，每日 1 次，每周 2~3 次。

功效 健脾止泻，改善肠蠕动。

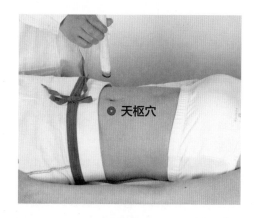

● 天枢穴

（特效小偏方）

陈皮红枣饮

铁锅内放 20 克红枣炒至微焦；加入洗净的陈皮 10 克，倒入适量清水煎 10 分钟，趁温热当茶喝，有健脾止泻的功效。

慢性腹泻调理食谱

山药小米粥 养脾胃、止腹泻

材料 小米100克，山药50克，枸杞5克。

调料 蜂蜜适量。

做法

1. 小米洗净；山药去皮后洗净，切块，放入冷水中浸泡。

2. 锅中加入适量水煮小米，煮沸后加入山药，大火烧开后转小火熬煮至黏稠，然后放入枸杞再煮5分钟左右关火，待粥稍微冷却时淋入蜂蜜即可。

功效 小米是养脾胃佳品，具有防止反胃、止呕、止泻的功效；山药含有淀粉酶、多酚氧化酶等物质，有利于脾胃消化吸收。两者一同熬粥，养脾胃效果更佳。

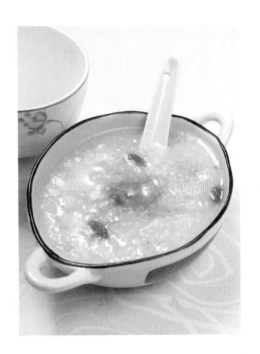

鲈鱼汤 补虚损、健脾胃

材料 鲈鱼500克，红枣10克，枸杞5克。

调料 葱花、姜末、盐各适量。

做法

1. 鲈鱼收拾干净，洗净；红枣、枸杞分别洗净。

2. 将鲈鱼放入锅中，加入适量清水和姜末、葱花、红枣、枸杞，大火煮沸，转小火炖煮至鱼肉熟烂，加盐调味即可。

功效 鲈鱼含丰富的蛋白质、铁质、钙质，以及各种维生素，加入补血的红枣和滋阴的枸杞炖汤食用，不仅味道鲜美，而且热量低，易于消化，适合腹泻者补充营养。

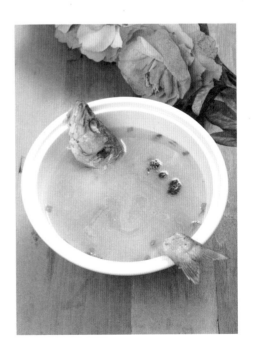

血脂异常

健脾助运化，促进代谢

典型症状： 早期无明显症状，可能有反复发作的腹痛、头晕，可见皮肤、黏膜上有黄色瘤，患者多肥胖

体湿也许会造成血脂异常

中医认为，血脂异常的一个重要病因就是平时喜欢吃肥甘厚味的食物，导致脾失健运、水谷不化，痰浊内生。所以，要从饮食中控制血脂异常，就要减少脂肪和胆固醇的摄入量。

血脂异常人群宜吃食物

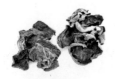

木耳 ▶
活血化瘀，调节血脂

洋葱 ▶
降低外周血管阻力和血液黏稠度

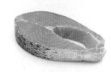

深海鱼 ▶
对抗血液凝固和血栓的形成

按压足三里穴，避免脂肪堆积

取穴	在小腿外侧，犊鼻下3寸，犊鼻与解溪连线上。
方法	用食、中二指用力按压足三里穴100次，力度稍重。
功效	可降低血液黏稠度，避免过多的脂肪堆积在血管壁上。

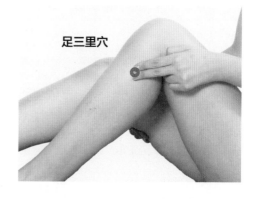

足三里穴

（特效小偏方）

山楂荷叶茶

将30克山楂洗净、切开，与4克荷叶一起放入茶杯，用沸水冲泡15分钟，即可代茶饮用。此茶有降血脂、呵护心血管的功效。

血脂异常调理食谱

蒸玉米棒 降脂、补钙

材料 玉米棒 2 根（约 300 克）。

做法

1. 玉米棒去掉玉米皮和玉米须，洗净。

2. 蒸锅置火上，倒入适量清水，放上蒸屉，放入玉米蒸制，待锅中的水开后再蒸 20 分钟即可。

功效 玉米蒸着吃最好，与其他烹饪方法相比，蒸的玉米油脂含量最少，降脂效果好，营养也不易流失。

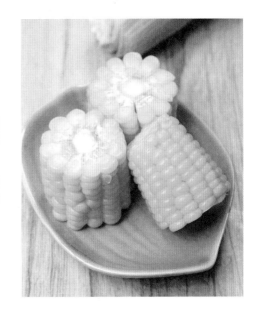

山楂木耳粥 降压降脂、益心脏

材料 大米 50 克，新鲜山楂 20 克，木耳 5 克。

做法

1. 将木耳泡发、洗净、切丝；大米淘洗干净，备用；山楂洗净、去核、切丁。

2. 锅中倒入适量水，把木耳丝倒进去，开中火煮开后，倒入大米，大火烧开后，改小火煮 20 分钟，倒入山楂丁，待山楂丁和大米熟烂后即可关火。

功效 山楂能够防治心脑血管疾病，降低血压和胆固醇，软化血管；木耳有降血脂及抗动脉粥样硬化的作用。

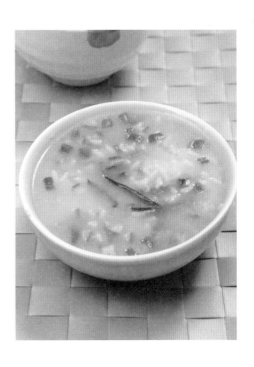

6

湿是女人百病之源，祛湿健脾病不找

163

湿疹
湿邪一除，疹全无

典型症状：皮肤红色丘疹、斑丘疹、鳞屑、结痂、瘙痒剧烈

湿疹多因湿热过盛引起

湿疹是临床常见病，中医称之为"湿毒疮"或"湿气疮"，认为湿疹主要与湿邪有关。湿可以蕴热，发为湿热之证，时间一久，湿就会伤脾，而导致虚实夹杂之证。湿疹在湿热天气最为高发。湿疹患者在做调理时，可以在医生指导下用一些龙胆泻肝汤等清热利湿的中草药。湿疹最忌"烫、抓、洗、馋"，患湿疹后可用冷水敷一下缓解瘙痒，但湿疹有渗液的部位要尽量少洗，要保持干燥，避免接触化学洗涤用品。

湿疹人群宜吃食物

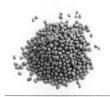

绿豆 ▶
清热解毒

冬瓜 ▶
清热化痰

艾灸肺俞穴，清肺热、除湿疹

取穴 位于上背部，第3胸椎棘突下，后正中线旁开1.5寸。

方法 点燃艾条，在肺俞穴上回旋施灸，每次5~10分钟，每日1次。

功效 中医认为，"肺主皮毛"，皮肤问题可以通过养肺来调理。艾灸肺俞穴，可以驱走肺里的湿热，消除湿疹。

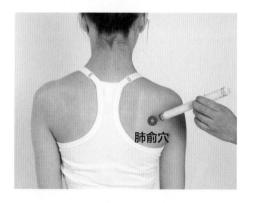

肺俞穴

特效小偏方

连翘败毒茶

连翘、金银花各5克，择洗干净，一同放入茶杯中，加入沸水冲泡，代茶饮用，每日饮用1剂。此茶可祛风散热，宣肺透疹，清热利湿。

湿疹调理食谱

冬瓜绿豆薏米汤 化湿清热

材料 冬瓜100克，薏米、绿豆各10克。

做法

1. 将薏米、绿豆洗净，一起用清水浸泡20分钟；冬瓜洗净、去子、切块。

2. 冬瓜块、薏米和绿豆同入锅中，加适量清水，大火煮沸后改用小火煮至薏米熟烂即可。

功效 化湿清热，祛湿效果佳。

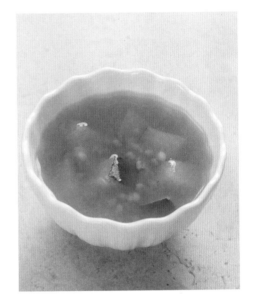

红枣薏米扁豆粥 除湿润燥

材料 红枣10颗，薏米50克，白扁豆30克。

调料 红糖适量。

做法

1. 将红枣洗净；白扁豆泡水2小时，洗净备用；薏米洗净，浸泡3小时。

2. 白扁豆、薏米放入锅中，加水煮烂熟，再加入红枣继续煮15分钟，放入红糖服食。

用法 饮用汤汁，每天2次，连服5天。

功效 活血养血，调理湿疹。

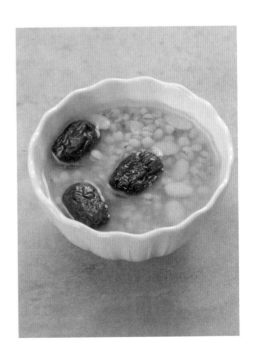

6

湿是女人百病之源，祛湿健脾病不找

风湿性关节炎

远离风寒湿邪

主要表现为关节和肌肉游走性酸楚、疼痛，可出现急性发热，患处多为膝、踝、肩、肘、腕等关节，病变局部红肿、灼热、剧痛。

风湿性关节炎的"祸首"：风寒湿邪乘虚而入

风湿性关节炎多为风寒湿邪乘虚而入，气血经络不通、关节痹阻而成。在冬季寒冷、潮湿的环境下更容易加重。风湿性关节炎患者在起居方面，夏季不能贪凉，不能露宿，更不能睡在水泥地上。不要长期居住在湿地，避免风吹雨淋，这样可以避免风寒湿邪的侵袭，避免受凉、疲劳。

风湿性关节炎人群宜吃食物

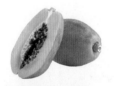

木瓜 ▶
舒肝活络，祛风除湿

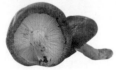

香菇 ▶
解毒止痛，改善新陈代谢

按揉脾俞穴，健脾祛湿止痛

取穴 在下背部，第 11 胸椎棘突下，后正中线旁开 1.5 寸。

方法 用拇指指腹按揉脾俞穴 100 次。

功效 健脾祛湿，止痛。

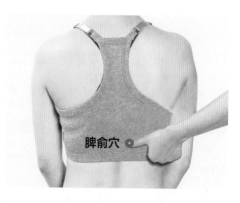

脾俞穴

（特效小偏方）

防风粳米粥

将防风 10 克、葱白 2 根用水煎煮，取药汁备用，然后用粳米煮粥，待粥将熟时加入药汁，煮开即可。一日 2 次，趁热服食。此方适用于风湿性关节炎肢体关节疼痛、关节屈伸不利等。

女人 30+　祛湿胖、补脾胃、更年轻

风湿性关节炎调理食谱

木瓜炖奶 祛风除湿、补钙

材料 木瓜1个，红枣5颗，牛奶1袋。

做法

1. 红枣洗净，去核；木瓜洗净，在顶部切开，将子及部分果肉刮出，备用。

2. 炖盅置火上，将牛奶、木瓜肉、红枣及适量清水放入木瓜内，再将木瓜放入炖盅炖20分钟即可。

功效 木瓜可舒肝活络、祛风除湿，牛奶可补充钙质，两者与红枣一起炖食，不仅可祛除风湿，还有助于钙质的补充。

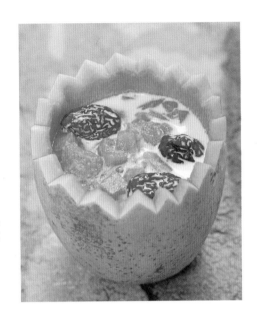

牛尾汤 补气养血、强筋骨

材料 牛尾500~1 000克。

调料 葱、生姜、黄酒各适量。

做法 将牛尾洗净，剁成段，用清水浸泡6小时，中途换水3~4次，然后加水、黄酒、葱、生姜，用砂锅炖至烂熟。

功效 牛尾既有牛肉补中益气之功，又有牛髓填精补髓之效，加生姜、黄酒炖汤食用可益气、强筋、壮骨，适用于风湿性关节炎引起的腰膝酸软。

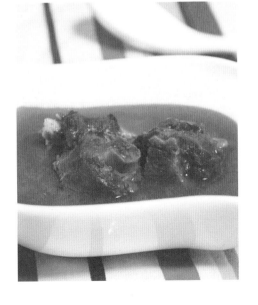

肩周炎

舒筋活络，化瘀止痛

典型症状：肩部疼痛、活动受限、怕冷、肌肉痉挛

肩周炎：祛除风寒湿邪最重要

肩周炎，全称为"肩关节周围组织炎"，民间俗称"漏肩风""冻结肩"。中医认为，肩周炎的发病主要是患者阳气不足或气血亏虚，肩部长期受到风、寒、湿的侵袭，造成肩部气血瘀阻不通所致，因此病情往往会在冬季加重，且女性发病率要略高。

肩周炎人群宜吃食物

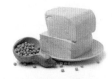

豆腐 ▶
补钙壮骨

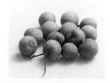

桂圆 ▶
温补阳气，
缓解肩颈疼痛

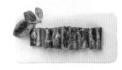

排骨 ▶
舒筋补钙

按压三间穴，泄热止痛

取穴 手背面，第2掌指关节后缝桡侧。食指弯曲时在其根部横纹靠近大拇指侧面的末端。

方法 手指弯曲，双手手指指腹端按压三间穴100次。

功效 具有泄热止痛的作用，适用于肩关节周围炎的缓解。

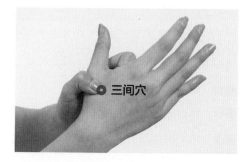

三间穴

（特效小偏方）

热敷姜葱泥

取老生姜、葱头各200克，捣烂如泥，用小火炒热后加高度白酒再炒片刻。睡前趁热敷在疼痛处，再用毛巾或布条包紧。第二天早上取下，到晚上再炒热继续敷。此方可舒筋活络、化瘀止痛。

肩周炎调理食谱

桂圆红枣粥 温补阳气、化瘀止痛

材料 糯米100克，桂圆肉20克，红枣15克。

调料 红糖10克。

做法

1. 糯米淘洗干净，用水浸泡4小时；桂圆肉去杂质，洗净；红枣洗净、对半剖开。

2. 锅置火上，倒入适量清水烧开，加糯米、桂圆肉、红枣，大火煮沸，再用小火熬煮成粥，加入红糖搅匀即可。

功效 适宜于肩膀隐痛、精神疲乏、舌质淡者。

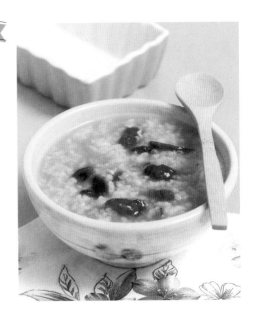

排骨豆腐虾皮汤 舒筋补钙

材料 排骨250克，豆腐300克，虾皮5克，洋葱50克。

调料 姜片、料酒、盐、鸡精各适量。

做法

1. 排骨洗净、斩段，用沸水焯烫，撇出浮沫，捞出沥干水分；豆腐切块。

2. 将排骨、姜片、料酒放入砂锅内，加入适量水，大火煮沸，转小火炖煮至七成熟。加豆腐、虾皮、洋葱，继续小火炖煮至熟，加盐、鸡精调味即可。

功效 豆腐、排骨富含钙和蛋白质，虾皮含钙较多。此汤可有效防治肩周炎。

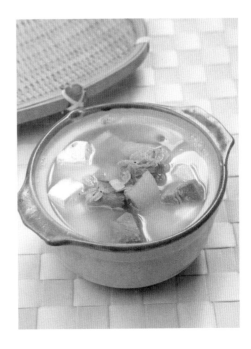

颈椎病

疏通经络，
缓解疼痛

典型症状： 头、颈、肩、背、手臂酸痛，颈脖子僵硬，活动受限

颈椎病：寒湿是致病的真正根源

中医认为，不管颈椎病的具体致病原因如何，但其根源都是颈部受风寒湿邪侵扰，阻滞经络，以致气血阻闭不通。调理颈椎病的主要原则是疏通经络，促进颈项部气血畅通。

颈椎病人群宜吃食物

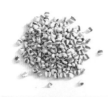

薏米 ▶
祛风除湿

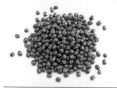

赤小豆 ▶
祛风化湿、
舒筋活络

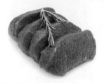

牛肉 ▶
强筋健骨

摩擦大椎穴，通筋活络

取穴 大椎穴位于第 7 颈椎棘突下。

方法 将右手四指并拢，将食指紧贴在大椎穴上，适当用力反复摩擦 0.5~1 分钟，至局部发热。

功效 有通筋活络的功效，可有效缓解颈部疼痛，调理颈椎病。

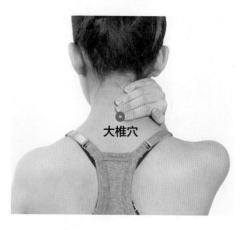

大椎穴

特效小偏方

葛根赤小豆粥

葛根 12 克水煎去渣取汁，加入 20 克赤小豆、30 克粳米，大火煮沸，再用小火熬至粥成即可。此粥可祛风化湿，舒筋活络，缓解颈椎疼痛。

颈椎病调理食谱

一品豆腐汤

材料 老豆腐 100 克，水发海参、虾仁、鲜贝各 25 克，枸杞少许。

调料 盐、白糖各适量。

做法

1. 老豆腐洗净，切小丁；水发海参剖开，去内脏后洗净，切小丁；虾仁去肠线后洗净，切小丁；鲜贝洗净，切小丁；三种海鲜均焯水；枸杞清洗干净，备用。

2. 锅置火上，倒入适量清水烧开，放入豆腐丁、海参丁、虾仁丁、鲜贝丁、枸杞煮 3 分钟，最后加入盐、白糖调味即可。

功效 豆腐含有丰富的钙，有助于防止颈椎病的发生。

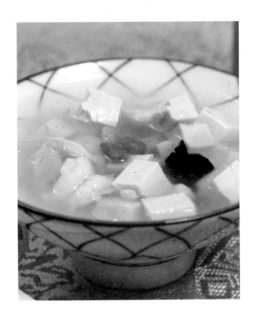

滑蛋牛肉粥 滋养脾胃、强健筋骨

材料 牛里脊肉 50 克，大米 100 克，鸡蛋 1 个。

调料 姜末、盐各适量。

做法

1. 牛里脊肉洗净，切片，加盐腌 30 分钟；大米淘洗干净，用水浸泡 30 分钟。

2. 锅置火上，加适量清水煮开，放入大米，煮至将熟，将牛里脊肉片下入锅中煮至变色，将鸡蛋打入锅中搅拌，粥熟后加盐、姜末即可。

功效 牛里脊肉有滋补脾胃、强筋健骨的功效，对于颈椎部骨骼疼痛有很好的调理作用。

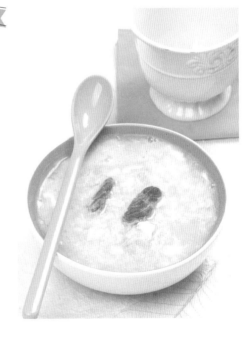

失眠

益心脾，促睡眠

失眠：心脾不虚可安眠

中医认为，心主神志。睡眠的问题应归因于心管，一旦人气血不足、心气虚弱，就会出现失眠症状。另外，还有一些人长期心情不愉快、情绪不舒畅，导致身体里肝郁气滞。一旦气机不顺畅，在身体内壅滞，不能到达该到的地方，就会化火扰心。中医认为，胃不和则卧不安。人的胃肠失调也会导致气机失畅，进而内扰心神。因此，调理失眠，可从补益心脾开始。

失眠人群宜吃食物

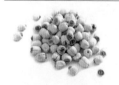

莲子 ▶
养心安神，
促进睡眠

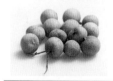

桂圆 ▶
益心脾，补血，
安神，助眠

按揉百会穴，一觉到天亮

取穴 位于头部，两耳尖连线的中点处。

方法 食、中二指并拢，按揉百会穴100次。

功效 清心健脑、行气活血，对调理失眠有帮助。

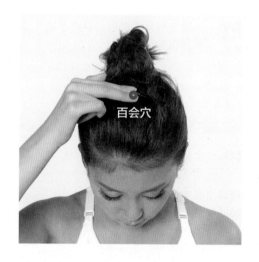

百会穴

特效小偏方

用醋泡脚可助眠

每晚睡前将2500毫升温热水倒入盆中，加食醋150毫升浸泡双脚，能促进血液循环，解除疲劳，帮助入睡，有效调理失眠。

失眠调理食谱

羊肉枸杞麦仁粥 补血养气安眠

材料 小麦仁100克，羊肉80克，枸杞10克。

调料 料酒10克，葱花、姜末各5克，盐3克，胡椒粉1克。

做法

1. 羊肉洗净，切丁；枸杞洗净；小麦仁洗净，下入开水锅中用大火煮沸，改小火煮到微熟。

2. 加入料酒、葱花、姜末，下入羊肉丁烧开，加盐煮至熟烂，再下入枸杞煮2分钟，加胡椒粉即可。

功效 枸杞可补肝肾，麦仁养心安眠，与羊肉一起煮粥食用，促进睡眠的效果更好。

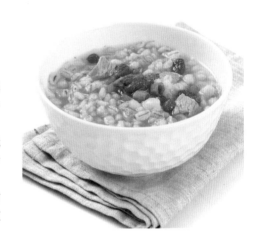

桂圆莲子汤 安心神、促睡眠

材料 桂圆肉30克，芡实50克，薏米40克，莲子、百合、沙参、玉竹各20克，红枣5颗。

调料 冰糖适量。

做法

1. 薏米洗净，放入清水中浸泡3小时；其他材料洗净备用。

2. 煲中放入芡实、薏米、莲子、红枣、百合、沙参、玉竹，然后加入适量清水，大火煮沸，转至小火慢煮1小时，再加入桂圆肉煮15分钟，加入冰糖调味即可。

功效 益心脾，补气血，安神助眠。

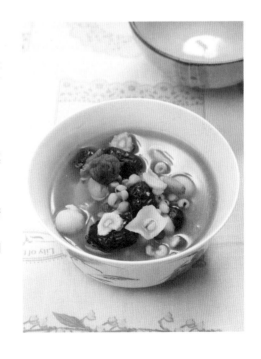

6

湿是女人百病之源，祛湿健脾病不找

痛经

气血流通，通则不痛

典型症状：腹痛、恶心、呕吐、腹泻、头痛

气血不通则痛

中医认为，胞宫（也即子宫）的气血运行不畅，"不通则痛"，或胞宫失于气血濡养，"不荣则痛"，是痛经发作的原因。常见的痛经类型有肾气亏损、气血虚弱、气滞血瘀、寒凝血瘀和湿热蕴结。因此，中医治痛经向来以"通补气血"为主，只要气血充盈通畅了，经期自然也就不会再痛了。

痛经人群宜吃食物

红糖 ▶
活血调经，暖腹

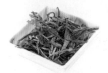

艾叶 ▶
温经止血

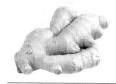

生姜 ▶
温阳暖腹，止痛

按压关元穴，可改善痛经

取穴 在下腹部，前正中线上，当脐中下3寸。

方法 用拇指按压关元穴3~5分钟。

功效 能够调理女性生理期状态，改善痛经。

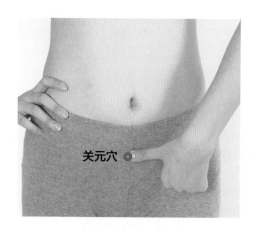

关元穴

（特效小偏方）

益母草调经茶

益母草干品5克，干玫瑰花8朵。两者一起放入杯中，冲入沸水，加盖闷泡约8分钟后饮用，可行气活血、散瘀止痛。

痛经调理食谱

红糖小米粥 调气补血、活血化瘀

材料 小米、大米各 50 克。

调料 红糖适量。

做法

1. 小米、大米淘洗干净。

2. 锅置火上，加入适量清水煮沸，倒入小米、大米，大火煮沸后，转小火熬煮至米烂熟，加入红糖搅拌均匀即可。

功效 红糖中含有叶酸和钙、铁等微量元素，可刺激机体的造血功能，加速血液循环，增加血容量；小米中含有丰富的蛋白质、脂肪、维生素和矿物质，与红糖一起熬粥食用，有很好的调气助脾、补血祛寒的功效。

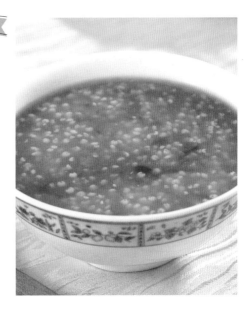

生姜艾叶薏米粥 温经化瘀

材料 生姜 25 克，艾叶 10 克，薏米 40 克。

做法 将前两味水煎取汁，用薏米煮粥至八成熟，入药汁同煮至熟。

功效 生姜含有的辛辣素能使血管扩张，血液循环加快，产生热量；艾叶有散寒止痛、温经止血的功效；薏米可利水渗湿、镇静止痛。

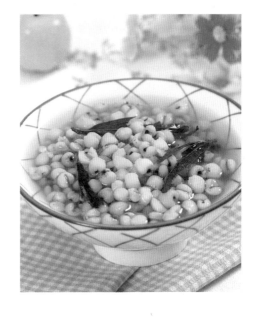

6

湿是女人百病之源，祛湿健脾病不找

盆腔炎

健脾利湿，调理气血

典型症状： 下腹部坠胀疼痛、腰骶部酸痛，可能引起月经失调等

肝肾不足：引起盆腔炎的罪魁祸首

中医认为，盆腔炎多为湿热蕴阻，冲任气滞，肝肾不足所引起，其中"肝肾不足"为本，"湿热蕴阻"为标。盆腔炎的治疗可以调理冲任气血为基本原则，视其寒热虚实，加以治疗。本病往往虚实夹杂，所以可以健脾祛湿为主，以达到气血调和的目的。

盆腔炎人群宜吃食物

茯苓 ▶
健脾利尿，
排湿毒

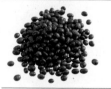

黑豆 ▶
补肾养阳

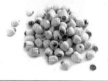

莲子 ▶
止带杀菌，
缓解炎症

按揉肾俞穴，滋阴补肾、顺气化湿

取穴 在背部，第2腰椎的棘突之下，旁开1.5寸处。

方法 两手搓热后，用手掌上下来回按揉肾俞穴100次，两侧同时或交替进行。

功效 可滋阴补肾、顺气化湿，缓解盆腔炎带来的不适症状。

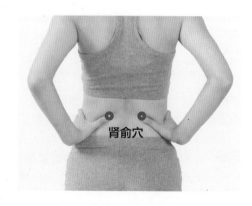

肾俞穴

─ 特效小偏方 ─

金荞麦茯苓汤

金荞麦45克，土茯苓30克，败酱草25克。将上述所有药材水煎内服，可清热解毒，调治慢性盆腔炎。

盆腔炎调理食谱

海参竹荪汤 清热利湿、改善盆腔炎

材料　海参50克，红枣、银耳各20克，竹荪10克，枸杞10克。

调料　盐适量。

做法

1. 海参、竹荪入清水中泡发洗净，切段；红枣去核，洗净，浸泡；银耳泡发，去蒂，洗净，撕成小朵。

2. 锅中倒入适量清水，放入银耳、海参丝，大火煮沸后改小火煮约20分钟，加入枸杞、红枣、竹荪段煮约10分钟，加盐调味即可。

功效　海参可补肾益精、润燥滋阴；竹荪可补气养阴，清热利湿。此汤可改善"湿热蕴阻"引起的盆腔炎。

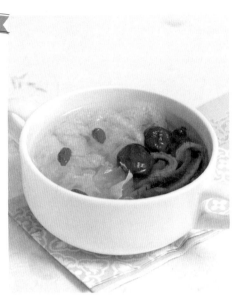

红枣燕麦黑豆浆 养颜祛湿

材料　黑豆50克，红枣30克，燕麦片20克。

调料　冰糖适量。

做法

1. 黑豆用清水浸泡8~12小时，洗净；燕麦片淘洗干净；红枣洗净、去核，切碎。

2. 将上述食材一同倒入全自动豆浆机中，加水至上、下水位线之间，按下"豆浆"键，煮至豆浆机提示豆浆做好，过滤后依个人口味加适量冰糖调味。

功效　可以很好地排毒养颜，增强肾脏功能，适用于盆腔炎。

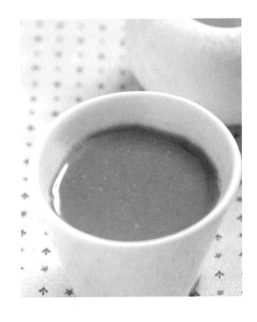

6

湿是女人百病之源，祛湿健脾病不找

女性家用健脾除湿食材及中成药

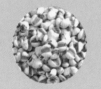

薏米
健脾消肿，利水渗湿

性味： 性凉，味甘、淡
归经： 归脾、肺、胃经
功效： 利水消肿，健脾祛湿，清热解毒
适用人群： 小便不利、水肿、风湿痹痛者
选购标准： 以颗粒饱满、有光泽者为佳

茯苓
利水渗湿、宁心健脾

性味： 性平，味甘、淡
归经： 归心、肺、脾、肾经
功效： 渗湿利尿，健脾和胃，宁心安神
适用人群： 脾虚食少、泄泻便溏、心神不宁者
选购标准： 以体重结实、外皮色泽褐、无裂隙、断面洁白而细腻者为佳

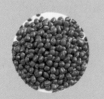

赤小豆
利水除湿、消肿解毒

性味： 性平，味甘、酸
归经： 归心、小肠经
功效： 健脾益胃，利尿消肿，解毒排脓，降脂减肥
适用人群： 一般人群均可食用，尤其适宜各类水肿患者
选购标准： 以颗粒饱满均匀、表面光洁、色泽正常者为佳

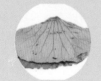

荷叶
消暑化湿、凉血止血

性味： 性平，味甘
归经： 归肝、脾、胃经
功效： 消暑利湿，凉血止血
适用人群： 暑热烦渴、头痛眩晕、食少腹胀者
选购标准： 以叶大、整洁、色绿者为佳

冬瓜皮
消肿利尿、消烦渴

性味： 性凉，味甘

归经： 归脾、小肠经

功效： 利尿消肿、清热解暑、补脾泻火

适用人群： 水肿、小便不利、泄泻、疮肿患者

选购标准： 以片薄、条长、色灰绿、有粉霜者为佳

山楂
健脾益胃、消食化积

性味： 性微温，味酸、甘

归经： 归脾、胃、肝经

功效： 消食健胃、行气散瘀、化浊降脂

适用人群： 肉食滞积、痰饮、泄泻者

选购标准： 形状规则，果皮深红、暗红或鲜红，有光泽

木瓜
健脾和胃、舒筋活络

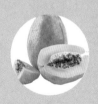

性味： 性温，味酸

归经： 归肝、脾经

功效： 舒筋活络、和胃化湿

适用人群： 用于湿痹拘挛、腰膝关节酸重疼痛、脚气水肿患者

选购标准： 以皮光滑、青色亮、无色斑者为佳

藿香
芳香化浊、和中止呕

性味： 性微温，味辛

归经： 归肺、脾、胃经

功效： 祛暑解表、化湿和胃、帮助消化

适用人群： 寒热头痛、胸脘痞闷、呕吐泄泻等患者

选购标准： 以茎粗、结实、断面发绿、叶厚柔软、香气浓厚者为佳

人参归脾丸
补心健脾、调理失眠

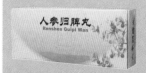

出处： 宋代《济生方》
主要成分： 人参、白术、黄芪、龙眼肉、酸枣仁、当归、木香、远志、炙甘草、茯苓等
功效： 健脾、益气、养血、养心
主治： 用于心脾两虚、气短心悸、失眠多梦等症

香砂六君丸
益气健脾、和胃

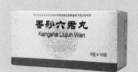

出处： 清代《时方歌括》
主要成分： 党参、白术、茯苓、红枣、砂仁、木香、半夏、陈皮、生姜等
功效： 健脾和胃，燥湿祛痰
主治： 脾胃虚弱引起的饮食不化、呕吐泄泻等

乌鸡白凤丸
补气益血、调经止带

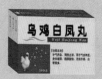

出处：《中国药典》
主要成分： 人参、黄芪、山药、当归、川芎、白芍、熟地黄等
功效： 益气养血，调经止带
主治： 用于气虚血亏。症见月经不调，崩漏带下，腰酸腿痛

四君子合剂
健脾益气、促进消化

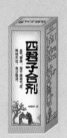

出处： 宋代《太平惠民和剂局方》
主要成分： 党参、白术、茯苓、甘草、大枣、生姜
功效： 益气健脾
主治： 用于脾胃气虚，胃纳不佳，食少便溏